精准饮食抗癌智慧

畅销书《癌症只是慢性病：何裕民教授抗癌新视点》
《生了癌，怎么吃：何裕民教授饮食抗癌新视点 》
著者最新力作

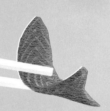

U0339037

生了子宫癌，
怎么吃

主　审：何裕民
主　编：孙丽红　李冬华
副主编：杨　璇　陈宗舜　徐　婕
编　委：田瑞菁　任　慧　罗文婷　张潇旖

CTS K 湖南科学技术出版社 · 长沙

图书在版编目（ＣＩＰ）数据

精准饮食抗癌智慧：生了子宫癌，怎么吃 / 孙丽红，李冬华主编. — 长沙：湖南科学技术出版社，2024.5
ISBN 978-7-5710-2913-5

Ⅰ．①生… Ⅱ．①孙… ②李… Ⅲ．①子宫肿瘤－食物疗法 Ⅳ．①R247.1

中国国家版本馆 CIP 数据核字(2024)第 098177 号

SHENGLE ZIGONG'AI,ZENME CHI

生了子宫癌，怎么吃
主　　审：何裕民
主　　编：孙丽红　李冬华
出 版 人：潘晓山
策划编辑：梅志洁
责任编辑：白汀竹
出版发行：湖南科学技术出版社
社　　址：长沙市芙蓉中路一段 416 号泊富国际金融中心
网　　址：http://www.hnstp.com
湖南科学技术出版社天猫旗舰店网址：
　　　　　http://hnkjcbs.tmall.com
邮购联系：0731-84375808
印　　刷：长沙市宏发印刷有限公司
　　　　　（印装质量问题请直接与本厂联系）
厂　　址：长沙市开福区捞刀河大星村 343 号
邮　　编：410153
版　　次：2024 年 5 月第 1 版
印　　次：2024 年 5 月第 1 次印刷
开　　本：880mm×1230mm　1/32
印　　张：7.25
字　　数：152 千字
书　　号：ISBN 978-7-5710-2913-5
定　　价：38.00 元

序

孙丽红与李冬华两位博士/教授主编的《生了子宫癌，怎么吃》问世了，填补了国内相关领域的一大空白，很是欣慰，给需要者带来福音，遂以序祝贺。

（一）

该书主编之一的孙丽红教授，是笔者世纪之交前后指导的在职博士。她原本医科大学医疗系毕业，已在上海中医药大学从事与饮食健康相关的教学工作，醉心于癌症与饮食关系的深入研究，所做的博士课题是常见癌瘤与饮食及吃的关系。当时，此类话题尚未引起人们关注，属冷门领域。博士课题中她开创性地进行了实证性的调查，得出了令人信服的结论，可指导芸芸众生从治疗走向康复。孙博士毕业后继续从事营养学教研工作，同时在全国各地奔走，研究、讲学及科普饮食抗癌知识，希望通过饮食调控来帮助百姓防范肿瘤，远离癌症，更好地康复。她的实证性研究弥补了国内相关研究的空白，故多年来一直是该领域的引领者及影响广泛的新生活方式倡导者，特别是她还致力于利用现代媒体（包括各地电视台等）进行科普宣传，这让普罗大众知晓相关知识的同时，也使她成了该领域的"网红"。

李冬华博士是我的第一个博士研究生，她认真细致且好钻研，特别执着于临床妇科疾病的诊疗，尤其是子宫疾病。毕业后先后在上海中医药大学及北京首都医科大学中医系从事教学和临床诊疗工作，不仅教学经验丰富，早已晋升为教授，且是双肩挑（指兼任行政领导）学科之栋梁；临诊行医二十余年，阅诊患者无数，在患者中的口碑甚佳，求诊者日多，尤其是妇科疾病及妇科肿瘤，常门诊一号难求。她与师妹孙丽红合作，共同主编了《生了子宫癌，怎么吃》，可以说是营养学与临床医疗双界专家的珠联璧合，且南北呼应，确实可为诸多子宫肿瘤患者提供明确的饮食及康复指导。

（二）

子宫癌是临床并不少见的癌症。它主要包括了宫颈癌、子宫内膜癌、阴道癌等妇女下半身与生殖器相关的癌症。其中还可以包括卵巢癌等，因后者较为常见，且我们已经另列，故这里仅涉及前三类，它们是妇女的重要死因之一。图1是2020年全球及中国五种常见妇科肿瘤的发病概况，包含这三种癌症。

可见，除去乳腺癌、卵巢癌等外，妇女的宫颈癌、子宫内膜癌等与生殖器相关的癌症，其发病率和死亡率都不低。如2020年，它们分别占当年中国女性癌症新发病例数的前6位（宫颈癌11万例）和前9位（子宫内膜癌8万例），不可小觑。

在主审何裕民教授所在的上海民生中医门诊部，有大量的肿瘤患者，前后5万余例。从2013年至2021年，该门诊部

癌种	发病人数		年龄标准化发病率/(/10万)	
	全球	中国	全球	中国
总体	19 292 789	4 568 754	201	204.8
男	10 065 305	2 475 945	222	225.4
女	9 227 484	2 092 809	186	188.2
乳腺癌	2 261 419	416 371	47.8	39.1
宫颈癌	604 127	109 741	13.3	10.7
子宫内膜癌	417 367	81 964	8.7	7.6
卵巢癌	313 959	55 342	6.6	5.3
阴道癌	17 908	1 640	0.36	0.16

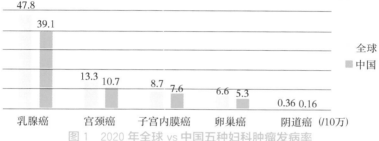

图 1　2020 年全球 vs 中国五种妇科肿瘤发病率

数据库记录癌症患者总共 40 477 例，其中男性 20 851 例，女性 19 626 例；而其中乳腺癌 4 812 例，占总人数的 11.89%；宫颈癌 486 例，占 1.2%；子宫内膜癌 794 例，占 1.96%；卵巢癌 1 650 例，占 4.08%。阴道癌由于相对例数比较少，没有专门统计，故无法提供确切的入库例数（图 2）。

因此，这类肿瘤值得人们高度关注并积极加以防范。而且，在这方面我们团队具有相当多的临床经验及充足的第一手资料。

（三）

其实，历史上回溯性研究提示，妇科（包括子宫）肿瘤原本就不少见。有资料表明：虽然现代男性肿瘤患者明显多于

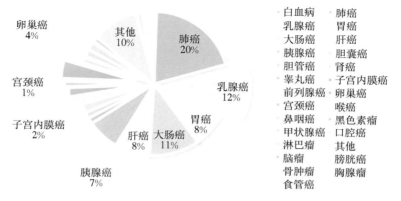

卵巢癌
4%

其他
10%

肺癌
20%

宫颈癌
1%

子宫内膜癌
2%

乳腺癌
12%

胃癌
8%

肝癌
8%

大肠癌
11%

胰腺癌
7%

· 白血病 · 肺癌
乳腺癌 胃癌
大肠癌 肝癌
· 胰腺癌 · 胆囊癌
胆管癌 肾癌
· 睾丸癌 · 子宫内膜癌
前列腺癌 · 卵巢癌
· 宫颈癌 喉癌
鼻咽癌 · 黑色素癌
甲状腺癌 口腔癌
淋巴瘤 其他
脑瘤 · 膀胱癌
骨肿瘤 胸腺癌
食管癌

图 2 　民生门诊数据库五大妇科常见肿瘤分布情况

女性（大约 3∶2），但历史上曾是女性多于男性（约 3∶1），其中，子宫肿瘤占据将近一半比例。如意大利人 R. 斯顿（R. Stern）（1760—1839），曾对意大利维罗纳地区做过相关的死亡分析，以 150 673 例尸体为基础，调查了某段时间内该地区男女死亡概况，发现死于癌症的男女总数为 1 136 例，癌症死亡人数只占总死亡人数的 0.75%；令人惊讶的是，男性仅142 例，女性达 994 例，男女比例为 12.5∶87.5。可以说，死于癌症的女性居然是男性的 7 倍之多！而死于癌症的女性中，超过 1/3 是乳腺癌，约 1/3 是宫颈癌。当然，该死因归类有缺陷，因为当时没可能做详细的尸体解剖，会漏掉一批死于其他癌症的人数，但这对男女来说应该是等同的。因此，至少表明在当时，女性的癌症死亡率大大高于男性。而且，英国著名现代肿瘤专家梅尔·格里夫斯（Mel Greaves）在《癌症：进化的遗产》一书中提及佐证资料——据 19 世纪初，英格兰、威尔士、巴黎和日内瓦死亡人数的统计分析，女性癌症患者人数及死亡人数均大大超过男性，比例约为 3∶1！何以如此？第一大原因可能与当时的卫生条件较差有关。追溯原因发现，这些癌症之发作，不良卫生习惯都是重要的危险因素。随着卫生条件改善，原本发病率很高的宫颈癌、阴道癌等开始明显减少，带动了整个女性癌症罹患率的下降。而香烟等的流行，却迅速拉高了男性肺癌等的发病率。第二，与女性寿命相对较长，刺激因素多，自然癌症罹患率可能高一些相关。第三，可能与女性的情欲因素较为显著也有关。古代社会，女性地位低下，处在社会底层，但嗜欲及情绪波动等，一点都不亚于男性。诚如宋代严用和《济生方·妇人论证》指出："妇人嗜欲多于丈夫，生病倍于男子。及其病也，比之男子十倍难疗，尤不可不考。""又况慈恋、爱憎、嫉妒、忧愧、抑郁，不能自释者，为病深固者，所以治疗十倍难于男子也。"这些，在诊疗这类癌症过程中，都应有所兼顾。因此，这也突显了本书的实用价值。

（四）

笔者临床上很早就注意到饮食因素与子宫癌症之间的某种关联性。

本书举了我几年前的一个案例，南京有个患者，皮肤看起来特别光嫩细滑，面容姣好，才 29 岁，还没结婚，却生了宫颈癌，属腺癌类型。求诊时其亲姐姐陪同，亲姐姐将我拉出诊室，悄悄地说对我说：我妹妹生活特别规矩，既没有结婚，也没有性伙伴，甚至还没有性生活（因为她们肯定获悉此病多与性伙伴有关），规规矩矩做人，怎么会生此病的？她们百思不得其解？我一边安慰她们姐妹俩，一边细细询问，得知姐妹都是做服装生意的，生意不错，颇有点儿钱，妹妹听说常吃雪蛤可以美容养颜，保持年轻态。故每年进补250克雪蛤，都进补10年了。结果，的确皮肤十分娇嫩，脸色红光满面，水灵灵的，女人味十足，显然体内雌激素水平很高，故有此面容。然而，与此同时，长期高雌激素水平也导致了宫颈不断受刺激，结果可能诱发癌变！其实，雪蛤主要富含雌激素，雌激素能促使女性的皮肤变得娇嫩，但也刺激乳腺、卵巢、子宫颈等妇科器官的细胞，促使它们极度增生，甚至异常蜕变。因此，雌激素绝对是一把双刃剑。此番话，既解答了姐妹的疑惑，却也让姐姐惊出一身冷汗；因为她也是常年的养颜美容补品（包括雪蛤等）食用者，只不过她已怀了两胎，有过生育史，生育有助于释放，故暂时无碍。听毕解释，姐姐连连说道："再也不敢吃了，再也不敢吃了……"后来，妹妹康复得不错。其实，在人们常见推荐的补品中，类似的含有雌激素成分的补品还真的不少，临床类似的案例（指吃补品导致这类情况的）比比皆是。因此，诚如本书中所云，虽然雌激素类成分运用广泛，有一定疗效，深受女性朋友喜爱，但需要谨慎食用。尤其是有子宫类病变及肿瘤类病史的患者，更需慎之又慎，极其小心，别图一时之快，留下长久伤害。这是由于多种子宫癌症都是激素依赖性肿瘤。也就是说，它们的发生发展与其雌激素水平过高有关。其实，大量研究资料表明：除宫颈癌外，乳腺癌、卵巢癌、子宫内膜癌等均有不少属于雌激素依赖性肿瘤，患病期间接触雌激素或者其类似物（特别是补品中）会导致肿瘤的增生或者恶化等。需切记，切忌！饮食因素也同样。这也从另一侧面凸显出注重饮食因素与子宫癌症康复关系的重要性，而本书则可以提供这方面的确切指导，甚至发挥了指南性意义。

（五）

笔者临床治疗过不少这类患者，长期观察表明：大多数子宫肿瘤患者（特别是高龄患者），预后并不差。换句话说，本类病症通常恶性程度不是很高。因此，对老年患者，有时候用温和一点的治疗方法（比如保守治疗等），也许，可以活得更好。

早年，笔者诊疗过一位患者，是虹口区中学退休老师，来找我看病时七十五六岁。她因严重失眠、下身出血，被诊断为子宫颈癌，发现有鳞癌样细胞。当时她伴有轻度老年痴呆，严重失眠，没法自我照料。一段时间后，家人因为照顾不了她，就把她送进了养老院，也不再管她的子宫癌变了。然后，定期吃中药，她自己并不知道生了癌。结果，初期时还经常下身出血，综合调理后，症状逐步消失。因她认知逐步退化了，且越来越严重，结果阴差阳错，她倒稀里糊涂，优哉游哉，无癌症意识状态下活了 10 余年，90 岁前后，与其家属失联了，因为联系人早于她过世了。另一位系笔者亲戚，因阴道出血求医，被医生要求做系统检查，当时已 84 岁了，本人拒绝；咨询笔者，笔者也不太主张手术，就行综合调理，结果活到了 96 岁，最后不是死于此病，而是死于新型冠状病毒感染。因此，对老年患者来说，子宫肿瘤是否要大动干戈，是值得商讨的。但从饮食等多方面综合纠治调整，则是必须的。对此，本书可以提供系统的参考。

（六）

笔者治疗过一个子宫内膜癌患者，50 岁出头，肥胖，正处于更年期，潮热，平素脾气暴躁，性急，且家庭关系不和睦，夫妻间时不时争吵，与婆婆关系也很紧张。舌尖很红，舌苔很腻厚，已复发 3 次了，化疗 3 个整周期，十多次了，这次化疗虽已经 5 次了，其指标一直下不来，CA19‑9、CA‑125都很高。因为血常规不支持，白细胞、红细胞都低，化疗没法再做下去，无奈中找到我，希望帮助解决问题。好在她临床腹部症状不严重，我建议她暂缓化疗，就以中医药综合调整为主，但必须控制饮食，改善湿热状态。首先从她的生活方式调整做起，注意清淡饮食，可以考虑"轻断食"，并要求她改变脾气，注意温和点、从容点；一时做不到，不妨离家一段时间……3 个月后检查，她的更年期症状明显减轻；半年后复查，指标变化不大，体重下来了……现在七年多过去了，她自我感觉比较好，检查也没发现太大的新问题，原来 80 千克的体重，现降到了 65 千克，换了个人似的。因此，饮食及生活方式综合调整，对子宫肿瘤患者是大有帮助的。当然，综合调整涉及多个方面，饮食是其中非常关键的一个环节。

（七）

笔者注意到一个现象，本类癌症饮食调整有一个特别需要注意的点，就是热性的、有助湿热的药食，最好别吃。中医学有个说法，叫"湿热下注"。像辣椒、花椒、胡椒之类辛辣热性之物，吃了后常常会加重阴道出血及小便灼热等症状，包括引起大便干结加剧等，其机制究竟何在？有待解读！（中医学认为是湿热引起的热毒下行）但是引发的湿热加重的症状，却是常见的。故对这类患者要引起重视。笔者临床上常常会特别关注这类患者，加以提醒，这也是一个重要原则。

此外，本病虽多数情况下恶性程度并不高，但有个特点：子宫或阴道做过手术，或做过放疗的，常会引起一些后遗症，包括放射性肠炎、放射性膀胱炎、放射性阴道炎等。有时还会出现大小便出血等情况。出现这类情况，患者无须过度紧张，告知医生，适当调整药物即可消解。

特别是本类病症手术后，常常会引起某侧下肢淋巴液回流受阻，尤其是手术创伤比较大的。对此，防范进一步的后遗症（如下肢淋巴回流受阻后的肿胀，甚至进一步发展成"象皮腿"）有一大要点：必须活动双下肢，但幅度不可太大，也不可以剧烈活动，以免加剧淋巴液回流受阻，诱发或加重下肢水肿。要解决这个问题并没有特别好的方法，只能平时适度活动，通过康复训练，局部梳理等，促进淋巴液回流，加以防范及改善。

总之，子宫癌是一大对女性健康构成重大威胁的疾病，是值得我们重视的疾病，本书两位教授从临床和研究角度切入，提出了具体可行的防治手段及促进康复的一系列方法措施，且主要从饮食和生活方式调整做起，意义昭著。故相信这本书对类似疾病患者，特别是女性及中老年妇女们，是开卷有益的。

有鉴于此，欣然作序，以为推荐！

上海中医药大学教授、博士生导师
中华医学会心身医学分会前任会长　何裕民
中国健诺思医学研究院创始人

2023 年 11 月 6 日

前言

　　本书两位主编都师从上海中医药大学博士生导师何裕民教授。孙丽红老师在做博士研究期间，在导师何裕民教授（即本书的主审）的指导下，进行了癌症患者与饮食方面的研究，得出了很多有意义的结论，并随何裕民教授门诊诊疗癌症患者多年，深受患者欢迎。近年来，孙老师应邀在全国各地做了200多场饮食抗癌讲座，听者云集。孙丽红老师于2012年6月出版发行了《生了癌，怎么吃：何裕民教授饮食抗癌新视点》（主审：何裕民教授），并于2016年对第一版进行了修订，补充了许多新的观点、数据、资料和实例，出版发行了第二版。李冬华教授为全国中医优秀人才，擅长中医药治疗妇科疾病及内科常见病，在肿瘤放、化疗术后康复方面有较深造诣。主要研究方向为中医药防治妇科肿瘤研究，临床运用中医药防治妇科肿瘤。

　　《生了癌，怎么吃：何裕民教授饮食抗癌新视点》自出版发行以来，广受好评，发行量屡创新高，产生了极大的社会效应。此书先后被中国书刊发行业协会评为"2012—2013年度全行业优秀畅销书"，被中国图书商报评为"2012年度畅销书"，荣获出版商务周报评的2012年风云图书"年度风云生活书提名奖"。这些都确立了此书在中国民众饮食防控癌症中的历史性地位，有力推动了我国饮食抗癌事业的进步。

为了给患者更有针对性的饮食指导，帮助患者提高生活质量和临床疗效，我们在《生了癌，怎么吃：何裕民教授饮食抗癌新视点》的基础上，推出了针对具体癌肿的精准饮食抗癌系列书籍，为不同癌症患者给予科学、权威、实用且针对性强的饮食指导，帮助患者提高临床治疗效果、延长生存期。

近年来，宫颈癌、子宫内膜癌、阴道癌的发病人数越来越多，这些癌症的发生与不良的生活习惯、膳食不合理、肠道菌群紊乱、病毒感染、肥胖等因素密切相关。饮食是否合理影响着人们的健康，但临床中很多患者不知道该怎么吃，有很多认识误区，由此而引发的悲剧不胜枚举。本书从患者的生活习惯、营养素摄入、人体代谢和肠道菌群等角度详细分析了对子宫癌的影响。在食物与癌症关系上，向患者推荐了适合子宫癌人群食用的食物。同时从子宫癌的中医治疗和对症调膳角度，推荐了针对相关症状如腹痛、出血、腹水、乏力、恶病质等病症的食疗方，实操性强，便于患者采纳。并根据患者的不同治疗时期，如手术期、化疗期、放疗期和康复期提出精准抗癌饮食方法。最后通过对子宫癌患者常见的饮食疑惑，如能否吃鸡、可以吃蛋白粉吗、男性要查 HPV 吗、能喝豆浆牛奶吗等问题进行分析，给予子宫癌患者全方位的饮食指导，以期帮助患者延长生存期、提高生活质量。

本书是继何裕民教授的畅销书《癌症只是慢性病：何裕民教授抗癌新视点》和孙丽红的《生了癌，怎么吃：何裕民教授饮食抗癌新视点》后的最新力作，书中结合了何裕民教授和笔者大量的临床案例，详细告诉患者生了子宫癌后，到底该怎么吃。相信本书能给广大子宫癌患者在饮食等方面提供科学的指导，从而帮助患者早日康复。

本书的完成，很大程度上得益于广大患者的支持！在此，向所有的子宫癌患者和广大读者表示衷心的感谢！感谢何裕民教授在本书编写过程中给予的大力支持和悉心指导！感谢在本书编写过程中给予帮助的各位朋友！

孙丽红　李冬华

目 录

一 子宫癌：发病率不断升高 / 001

子宫癌：发病率明显增加 ……………………………… 002

宫颈癌发病率呈增长趋势 …………………………… 002

子宫内膜癌发病率逐年升高 ………………………… 002

阴道癌发病率随年龄增长 …………………………… 003

养成生活好习惯 ………………………………………… 005

饮酒：最好滴酒不沾 ………………………………… 005

吸烟：百害而无一利 ………………………………… 006

肥胖：子宫内膜癌的高危因素 ……………………… 008

高脂饮食：不仅致人肥胖、变老，还促癌 ………… 010

运动：适量运动，减少久坐 ………………………… 011

保健果蔬方 …………………………………………… 013

营养素及其他因素与子宫癌 …………………………… 014

避免硒、锌、铁等微量元素不足 …………………… 014

硒：减少放化疗毒副作用，修复免疫系统 ……… 014

铁：防治肿瘤患者贫血 …………………………… 015

锌：誉为"生命之花" …………………………… 016

维生素：有望成为更新、更有效的抗肿瘤药 ……… 017

维生素 A：增强机体的免疫功能 ………………… 017

B 族维生素：成员众多，各显神通 ·················· 018

维生素 C：产生活性氧，杀死肿瘤细胞 ·················· 019

维生素 D：降低癌症病死率 ·················· 019

维生素 E：抑制肿瘤细胞侵袭和转移 ·················· 020

选择健康饮品：茶与咖啡适度饮用，或许有益 ·················· 021

糖脂代谢与子宫癌 ·················· 023

肠道菌群与子宫癌 ·················· 025

二 子宫癌：多种发病因素并行 / 028

宫颈癌的发病因素：不仅仅是 HPV 感染 ·················· 029

人乳头瘤病毒（HPV）感染 ·················· 029

性行为及分娩相关因素 ·················· 029

其他因素 ·················· 030

社会综合因素 ·················· 030

子宫癌家族史 ·················· 030

吸烟与二手烟 ·················· 031

妇科疾病与局部卫生因素 ·················· 031

口服避孕药 ·················· 032

子宫内膜癌的发病因素：多种因素致癌 ·················· 032

肥胖 ·················· 032

多囊卵巢综合征 ·················· 033

其他因素 ·················· 034

年龄因素 ·················· 034

糖尿病 ·················· 034

高血压 ·················· 035

无排卵、不孕和未孕 ·················· 035

早初潮、晚绝经 ·· 035

卵巢肿瘤 ·· 036

外源性雌激素类药物的应用 ························ 036

遗传因素 ·· 036

阴道癌的发病因素：不可忽视 ························ 037

病毒感染 ··· 038

己烯雌酚暴露 ··· 039

其他因素 ··· 039

肛门生殖器肿瘤病史 ·································· 039

放射治疗 ·· 040

阴道腺病史及辅助治疗病史 ························ 040

基因突变 ·· 040

抗癌食物早知道 / 042

谷薯类 ·· 042

小麦：养心安神良品 ······································ 042

糙米：抑制子宫内膜癌的发生 ························ 043

玉米：预防子宫癌之宝 ··································· 044

燕麦：高膳食纤维食物 ··································· 045

红薯：妇科延年益寿佳品 ································ 046

豆类 ·· 047

大豆：抑制子宫癌癌细胞生长 ························ 047

黑豆：防癌黑珍珠 ·· 049

赤小豆：妇科补血消肿之剂 ··························· 050

绿豆：抑菌抗病毒 ·· 051

蔬果类 ·· 052

萝卜：干扰素诱生剂 ·························· 052

大头菜：提高免疫力，预防子宫癌 ············· 053

胡萝卜："小人参" ·························· 054

菱角：滋补五脏之物 ·························· 055

茭白：解烦热，调肠胃 ······················ 056

芦笋：降低宫颈癌的患病风险 ················· 057

圆白菜：预防子宫癌良蔬 ···················· 058

荠菜：富含膳食纤维，调整肠道菌群 ··········· 059

洋葱：抗氧化之王 ·························· 060

茄子：缓解癌性发热 ························ 060

番茄：超强的抗氧化性 ······················ 061

南瓜：全身是宝 ···························· 062

苦瓜：植物胰岛素 ·························· 063

柚子：减轻放射性损伤 ······················ 064

苹果：全方位的保健之果 ···················· 065

大枣：养血安神之宝 ························ 066

畜肉、水产品、乳类 ························ 067

牛肉：高蛋白、益气血 ······················ 067

鲈鱼：抑制癌症化疗后肠炎 ·················· 068

鲫鱼：清除自由基，防治子宫癌 ·············· 068

鲍鱼：抑制子宫癌癌细胞 ···················· 069

酸牛奶：调节子宫癌化疗后肠道菌群 ··········· 070

药食同源类 ···························· 071

枸杞子：药食两用佳品 ······················ 071

山药：健脾补肺、固肾益精 ·················· 071

黑芝麻：维生素 E 的宝库 ···················· 072

薏苡仁：妇科除湿良品 ·· 073

黄精：宫颈癌术后补益良药 ·································· 074

其　他 ·· 075

栗子：补益作用不可小觑 ·································· 075

核桃：益寿养生干果 ·· 076

银耳：菌中防癌之冠 ·· 076

黑木耳：和血养血 ·· 077

（四）**中医智慧：辨证调饮食** / 079

中医对子宫癌病因病机的认识 ·························· 079

何裕民教授中医诊治子宫癌经验 ······················ 082

"A＋B＋C"的肿瘤治疗"三套餐" ···················· 082

心身综合调治：方能显佳效 ······························ 084

多途径施治，整体调治 ······································ 085

药食同源：食医显佳效 ·································· 086

药补不如食补 ·· 087

营养支持有利于患者康复 ·································· 088

对症调饮食 ·· 090

腹痛：通血脉、止腹痛 ······································ 090

饮食建议 ·· 090

食疗推荐方 ·· 091

出血：止血，补充营养 ······································ 093

饮食建议 ·· 093

食疗推荐方 ·· 094

尿频、尿痛、排尿困难：多饮水、少辛辣、清湿热 ········ 095

饮食建议 ·· 095

食疗推荐方 ·· 096

便秘：刺激肠道蠕动，促进排便 ················· 098

饮食建议 ·· 098

食疗推荐方 ·· 099

癌因性乏力："精不足者，补之以味" ············· 101

饮食建议 ·· 101

食疗推荐方 ·· 102

腹水：控盐，保证热量 ······························· 104

饮食建议 ·· 104

食疗推荐方 ·· 105

贫血：补血养血 ·· 106

饮食建议 ·· 106

食疗推荐方 ·· 107

恶病质：积极的营养支持 ··························· 110

饮食建议 ·· 110

食疗推荐方 ·· 110

五 三因制宜调饮食 / 113

因时制宜调饮食 ····································· 113

春季：舒畅解郁以调肝 ······························· 114

饮食养生宜忌 ·· 114

食疗推荐方 ·· 115

夏季：清心除烦安睡眠 ······························· 116

饮食养生宜忌 ·· 116

食疗推荐方 ·· 117

秋季：愉悦情志防悲伤 ······························· 118

饮食养生宜忌 ·················· 118

食疗推荐方 ·················· 119

冬季：滋肾养肝注养藏 ·················· 120

饮食养生宜忌 ·················· 121

食疗推荐方 ·················· 121

因地制宜调饮食 ·················· 123

西北地区：多肉少菜应注意 ·················· 123

饮食建议 ·················· 123

食疗推荐方 ·················· 124

东南地区：减糖减压清淡饮食 ·················· 125

饮食建议 ·················· 125

食疗推荐方 ·················· 126

东北地区：烧烤、重口味的嗜好要改改了 ·················· 127

饮食建议 ·················· 127

食疗推荐方 ·················· 128

川渝地区及华中地区：少食辛辣避免油腻 ·················· 129

饮食建议 ·················· 129

食疗推荐方 ·················· 130

因人制宜调饮食 ·················· 131

气虚质：补气，提高抵抗力 ·················· 131

食疗推荐方 ·················· 132

阳虚质：多食温阳，少食寒凉 ·················· 133

食疗推荐方 ·················· 134

气郁质：行气解郁是关键 ·················· 135

食疗推荐方 ·················· 136

血瘀质：活血化瘀是要义 ·················· 138

食疗推荐方 ·································· 138

阴虚质：滋阴清热是重点 ·················· 139

食疗推荐方 ·································· 140

六　子宫癌不同治疗时期的精准饮食 / 142

手术期 ··································· 142

术前 ······································ 142

营养评估 ·································· 142

术前 1～2 天限制饮食 ···················· 144

术后 ······································ 147

饮食三步曲：流质→半流质→软食 ·········· 147

如何制作流质饮食 ························· 148

半流质饮食指什么 ························· 150

软食有哪些 ······························· 151

低脂饮食指哪些 ··························· 151

适量补充益生菌，更有益 ·················· 153

化疗期 ··································· 156

化疗期精准饮食原则 ······················· 156

化疗期有益饮食模式 ······················· 157

"轻断食"（限时饮食/间歇性进食） ·········· 157

抗炎饮食 ·································· 158

抗炎饮食库 ································· 159

如何看待生酮饮食 ························· 160

化疗期一日食谱推荐 ······················· 161

化疗前 ···································· 161

化疗中 ···································· 162

化疗后 ·· 163

对化疗后的不良反应重拳出击 ················ 163

消化系统不良反应 ···························· 163

骨髓抑制 ··· 165

脱发 ·· 167

疲乏无力 ··· 169

放疗期 ·· 171

放疗期精准饮食原则 ·························· 172

摄入富含维生素和矿物质的食物 ·········· 173

避免辛辣、坚硬、粗糙之物 ················ 174

多食优质蛋白质，加快恢复 ················ 174

建立良好的饮食习惯，终身受益 ·········· 175

多食能增加血细胞的食物 ···················· 176

转移期 ·· 177

转移期精准饮食原则 ·························· 177

脂肪与癌细胞转移 ···························· 178

淋巴转移 ··· 179

饮食建议 ··· 179

食疗推荐方 ···································· 180

骨转移 ··· 181

饮食建议 ··· 181

食疗推荐方 ···································· 181

康复期：组合拳出击，更有效 ············ 182

康复期精准饮食原则 ·························· 182

调整情绪，好心情 ···························· 183

适度运动，促恢复 ···························· 184

饮食调养，慢慢来 ⋯⋯⋯⋯⋯⋯⋯⋯⋯⋯⋯ 185

定期随访，很重要 ⋯⋯⋯⋯⋯⋯⋯⋯⋯⋯⋯ 186

七 日常饮食抗癌经验 / 187

鸡能吃吗 ⋯⋯⋯⋯⋯⋯⋯⋯⋯⋯⋯⋯⋯⋯⋯ 187

补品需谨慎 ⋯⋯⋯⋯⋯⋯⋯⋯⋯⋯⋯⋯⋯⋯ 188

蛋白粉的利与弊 ⋯⋯⋯⋯⋯⋯⋯⋯⋯⋯⋯⋯ 190

喝滋补汤，要有度 ⋯⋯⋯⋯⋯⋯⋯⋯⋯⋯⋯ 191

雌激素，别乱用 ⋯⋯⋯⋯⋯⋯⋯⋯⋯⋯⋯⋯ 193

辛辣食物（辣椒、胡椒粉、咖喱）可以吃吗 ⋯⋯⋯ 194

男性也要查 HPV 吗 ⋯⋯⋯⋯⋯⋯⋯⋯⋯⋯⋯ 195

如何选择 HPV 疫苗 ⋯⋯⋯⋯⋯⋯⋯⋯⋯⋯⋯ 196

子宫癌患者能喝豆浆吗 ⋯⋯⋯⋯⋯⋯⋯⋯⋯ 198

子宫癌患者能喝牛奶吗 ⋯⋯⋯⋯⋯⋯⋯⋯⋯ 199

附录 患者主观整体评估（PG-SGA）/ 201

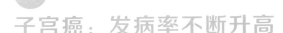

一

子宫癌：发病率不断升高

　　近些年来，癌症的发病率越来越高，国家癌症中心/中国医学科学院肿瘤医院牵头，基于国际癌症研究机构（IARC）、世界癌症研究基金会（WCRF）和糖尿病相关荟萃分析的伞形评价的数据，以中国大陆（不包括台湾、香港和澳门）31 个省、自治区和直辖市成年癌症患者为研究对象，对 5 类可修正的风险因素进行风险评估，精确、可量化地找出了癌症暴露的风险因素，包括行为、饮食、代谢、环境和感染性因素，为国家及各省市提供癌症控制及预防计划。其中，吸烟、二手烟、饮酒、缺乏锻炼、水果摄入量低、低蔬菜摄入量、低膳食纤维摄入量、低膳食钙摄入量、红肉和加工肉类摄入多、腌菜摄入等是造成癌症负担的最大因素，子宫癌也不例外。而一些维生素和矿物质，如硒、铁、维生素 A 和维生素 C 等可增强机体免疫力，降低癌症死亡率。因此，在日常生活中，避免风险因素，养成良好的生活习惯，可以很好地远离癌症。

宫颈癌发病率呈增长趋势

近些年来，子宫癌的发病率越来越高，如宫颈癌是常见的妇科恶性肿瘤之一，2020 年已成为全球发病率最高的妇科生殖道恶性肿瘤。据世界范围内统计，每年约有 50 万的宫颈癌新发病例，占所有癌症新发病例的 5％，其中 80％以上的病例发生在发展中国家。我国也是宫颈癌的高发国家，发病率在我国女性恶性肿瘤中居第二位，位于乳腺癌之后。我国每年约有宫颈癌新发病例 13 万例，占世界宫颈癌新发病例总数的 26％。

患宫颈癌的高峰年龄为 40～60 岁，但近年来大量研究表明，宫颈癌的发病年龄呈年轻化趋势，20～29 岁发病概率明显上升，这一现象应引起人们的重视。另外，宫颈癌发病率分布呈现地区差异，如农村高于城市，山区高于平原，发展中国家高于发达国家。

但是和其他癌症不同，在临床上，宫颈癌是一种既可以预防，也可以控制的癌症，原因在于宫颈癌的病因非常明确，并且通过科学的护理，宫颈癌患者的病情就可以得到有效的遏制。

子宫内膜癌发病率逐年升高

子宫内膜癌也是常见的子宫癌症，属于女性生殖道三大恶性肿瘤之一，在美国、欧洲等发达国家和地区，其发病率居妇科恶性肿瘤首位，目前已接近新发妇科恶性肿瘤的 50%。

如 2021 年美国子宫内膜癌新发病例 66 570 例，死亡病例 12 940 例。2017 年英国妇科肿瘤协会发布的数据显示，1990—2011 年子宫内膜癌发病人数上升了 50%。2017 年日本妇科肿瘤学会发布的数据显示，2011 年子宫内膜癌发病率已达到 17.2/10 万；1983 年子宫内膜癌与子宫颈癌的比例为 1∶9，而在 2005 年这一比例已接近 1∶1，且有向年轻化发展的趋势。

而在我国，近年来随着经济的快速发展，人们生活习惯及饮食结构发生了很大改变，伴随着代谢性疾病的增加，子宫内膜癌也出现了发病率升高和发病年轻化的趋势。如 2004 年我国子宫内膜癌发生率为 6.51/10 万，2008 年上升为 9.52/10 万，2015 年则上升至 10.3/10 万。

以往认为，子宫内膜癌预后良好，治愈率高。在过去 20 年间，尽管子宫内膜癌发病率仅有轻微升高，但死亡率却升高了 2 倍，已成为发达国家以及我国经济发达城市亟待解决的公共健康问题。

阴道癌发病率随年龄增长

原发阴道癌是一种罕见的肿瘤，在全球女性癌症中所占比例不到 1%，且仅占女性生殖道恶性肿瘤的 1%~2%，阴道恶性肿瘤的 10%。癌灶严格局限于阴道，无子宫颈癌、外阴癌的临床或组织学证据，5 年内无子宫颈癌、外阴癌病史者才能诊断为原发阴道癌。

根据发表在《内科医学年鉴》（*Annals of Internal Medicine*）

上的研究，黑人女性阴道鳞状细胞癌的年龄调整发病率比白人女性高 72%，而比亚洲/太平洋岛屿女性低 34%。女性最常见的组织学恶性肿瘤是鳞状细胞癌，占原位癌的 71% 和浸润性癌的 66%。原位癌发病率在 70 岁左右达到顶峰，然后开始下降，尽管随着人们年龄的增长，原位癌发病率保持稳定或上升。

大部分阴道恶性肿瘤为转移癌，可来自子宫颈、外阴或其他部位肿瘤（如乳腺癌、子宫内膜癌、滋养细胞肿瘤、卵巢癌、淋巴瘤）。既往阴道癌常见于老年、绝经后女性。年轻阴道恶性肿瘤通常与子宫颈癌有关，尤其与高危型人乳头瘤病毒（HPV）持续感染有关。

最常见的阴道癌为腺癌，约占所有病例的 15%。这些恶性肿瘤始于阴道腺体细胞。它们在 50 岁以上的女性中更常见，但也可能发生在其母亲怀孕期间暴露于己烯雌酚（DES）的女性中。1971 年，发现妊娠期子宫内暴露于己烯雌酚与年轻女性阴道黏膜透明细胞腺癌风险增加之间存在联系。典型的诊断年龄为 19 岁，90% 的患者被诊断为 Ⅰ～Ⅱ 期疾病。正常避孕或者怀孕都不会增加这种恶性肿瘤的风险。

最常见的原发性阴道癌是鳞状细胞癌。排列在阴道表面的薄而扁平的上皮细胞导致了这些恶性肿瘤。鳞状细胞癌约占所有原发性阴道恶性肿瘤的 80%～90%。根据组织学表现，鳞状细胞癌可分为分化（G_1）、中分化（G_2）、低分化或未分化（G_3）。它们的生长速度缓慢，可能是由一种称为阴道上皮内瘤变（VAIN）的癌前病变引起的。

阴道浸润性癌的具体病因尚不清楚，但随着高危型人乳头瘤病毒持续感染女性的增加，特别是在人类免疫缺陷病毒（HIV）感染高发地区，年轻阴道癌患者有增加趋势。

养成生活好习惯

饮酒：最好滴酒不沾

在生活中我们常常能听到各种"劝酒词"，例如"大酒伤身，小酒怡情""每天喝杯红酒可以软化血管"，那么酒到底有什么危害，适量饮酒有益健康吗？

全球顶级医学期刊《柳叶刀·肿瘤学》研究结果表明，2020年超过74万新增癌症病例由喝酒引发，酒精可以引起多种子宫癌症。那适度饮酒可以吗？

2018年在《柳叶刀》的研究文章里早已表明：即使是少量地饮酒，也会对健康造成损伤。国际癌症研究机构研究表示：每天饮酒量小于10克也会造成4.13万例癌症的发生。

那么肯定有女性朋友想知道"喝红酒有益身体健康吗？"，世界卫生组织已经明确声明：酒类饮品的主要致癌物质是酒精（乙醇），所有酒类饮品中都含有这种致癌物。无论是饮红葡萄酒、啤酒、白酒、黄酒或自酿酒，都会增加患癌的风险。最近欧美有项研究分析了超过1200万名女性的数据后发现，即使每天只喝一杯红酒，女性患乳腺癌的概率也会显著增加。因此，世界卫生组织早就把酒精列为了1类（最高等级）致癌物。

诸多健康问题如子宫癌症和喝酒有着千丝万缕的联系，为什么酒精会增加患癌风险？人对酒精的代谢能力并不强，而且代谢酒精的器官只有一个：肝。肝脏代谢酒精的具体流程分为四步：酒精→乙醛→乙酸→二氧化碳和水。酒喝下去，乙醇乙醛会坐上血液"高铁"，在你全身"观光"，走到哪里，哪里就有危险；浓度越高，危险越大。乙醇乙醛会刺激身体器官，对组织造成损害，在此过程中当细胞一次又一次地尝试自我修复时，它们更有可能发生脱氧核糖核酸（DNA）突变，增加患癌的风险。从激素水平分析，酒精能够提高雌激素的水平、降低孕激素的浓度，增加子宫内膜癌、乳腺癌的发病风险。最近的一项研究发现，完全不喝酒的女性患阴道癌的风险会显著降低。而且酒精会抑制营养素叶酸的吸收，女性朋友在没有摄入足够叶酸的情况下，再加上饮酒，将面临较高的患癌风险。因此美国癌症协会提倡女性朋友"最好滴酒不沾"。

癌症患者更不应该喝酒。研究发现，过量饮酒的癌症患者，会面临住院时间更长、手术次数更多、恢复更慢、医疗花费更高、死亡率更高等各种风险。治疗过程中，酒精可能降低化疗药和靶向药的效果，也可能增加放疗的副作用。治疗结束后持续喝酒，会导致出现二次癌症的风险更高。对经常喝酒的朋友提倡尽快戒酒，有研究表明戒酒 20 年以后，机体会自我修复，得癌症的概率就和从不喝酒的人患癌症的概率相似。

吸烟：百害而无一利

吸烟是多种疾病的危险因素，严重影响着人们的身体健康。烟草含有许多有害化学物质，即使只吸入少量烟草烟雾也是有害的，烟草烟雾是由 7 000 多种化合物所组成的复杂混合物，其中气体占 95%，如一氧化碳、氢化氰、挥发性亚硝胺等，颗粒物占 5%，包括半挥发物以及非挥发物，如烟焦油、尼古丁等。这些化合物绝大多数对人体有害，其中至少有 69 种会致癌，包括多环芳烃、亚硝胺等。吸烟及被动吸烟与多种子宫癌症及其癌前病变的发生有关，包括宫颈癌、阴道癌、子宫内膜癌等。

研究结果显示，吸烟越多子宫中可增强免疫系统功能的朗格汉斯细胞就越少，免疫力越低。相比不吸烟女性，吸烟女性患肺癌的危险性高 5.5 倍，患乳腺癌的危险性高 40%，患宫颈癌的危险性高 14 倍，患卵巢癌的危险性高 28 倍。吸烟和被动吸烟可使宫颈黏液中尼古丁和可替宁的含量升高，从而降低宫颈的免疫防护，使其更容易感染高危型人乳头瘤病毒，最终导致宫颈癌的发生。研究显示，被动吸烟的接触时间及强度与浸润性宫颈癌发病有相关性，接触时间超过 10 年及每天被动吸烟时间超过 5 小时者发生宫颈癌的危险性增加，当有人吸烟时，他们和周围的人会接触到许多致癌化学物质，这些化学物质还会影响肺部以外的器官。这些有害物质通过肺部吸收，并在整个身体的血液中携带。有研究发现，吸烟妇女的宫颈黏液中发现了烟草副产品，这些物质损害了子宫颈细胞的 DNA，可能有助于子宫颈癌的发展。

研究发现，吸烟会使女性患阴道癌的风险增加 1 倍以上，在高危型人乳头瘤病毒感染的患者中，吸烟者阴道高级别鳞状上皮内病变的风险增高。相对于未吸烟者，吸烟母亲的女儿月经初潮年龄会提前，进而间接影响其子宫内膜癌等疾病的患病率。同时香烟中的尼古丁能刺激微血管发生收缩，使皮肤供血供氧不足，影响正常的新陈代谢，出现皮肤干涩、粗糙、弹性差、皱纹多、面容憔悴、色泽灰暗等情况，加速衰老。

任何形式的烟（香烟、雪茄、电子烟）都会因为有尼古丁的存在而增加罹患子宫癌症的风险。美国癌症研究机构的研究发现，吸烟是多种子宫癌症的危险因素。美国哈佛大学公共卫生学院的一项研究显示，当吸烟者一旦决定戒烟，那么他罹患疾病的风险就会随之降低。当戒烟长达 20 年后，他的身体功能将会逐渐恢复得和普通人一样，这点和戒酒是一样的。

肥胖：子宫内膜癌的高危因素

肥胖主要是由不良生活习惯引起的，这一影响健康的问题在我国正日益严重。《新英格兰医学杂志》（*NEJM*）在 2016 年发表了国际癌症研究组织（IARC）的文章，调查显示超重和肥胖与 13 种癌症的发生有关，如子宫内膜癌、乳腺癌、胃癌、肝癌、胆囊癌、卵巢癌等。

体内脂肪是如何促进癌症发展的？第一种理论是：脂肪会导致炎症，特别是与癌症有关的慢性（长期）炎症。第二种理论是：脂肪细胞会产生多种激素，破坏体内激素的整体平衡，这有可能增加患癌风险。此外，肥胖还会导致胰岛素控制血糖的效果被减弱，产生"胰岛素抵抗"刺激癌细胞的生长。超重和肥胖同时会影响到肿瘤患者的生活质量，肿瘤复发、进展和预后。

肥胖引起的激素环境改变主要有四个方面：第一，外周脂肪组织增多后，雄烯二酮可在脂肪组织内经芳香化酶作用转化为雌酮，雌酮是绝经后妇女身体内主要的雌激素，绝经后的子宫内膜长期受到无孕激素拮抗的雌酮影响，可导致子宫内膜的增生和癌变；第二，卵巢和肾上腺分泌的雄激素增加；第三，由于血中的性激素结合球蛋白降低，血中的游离雌激素水平升高；第四，肥胖和围绝经期排卵减少后，孕激素的分泌减少。总的作用就是雌激素增加，孕激素减少，这是导致子宫内膜癌发生的高危因素。

肥胖，特别是绝经后肥胖，可明显增加子宫内膜癌的风险。有研究者指出，体重超过标准体重 30 磅（约 13.6 千克）后，发生子宫内膜癌的危险增加 3 倍，而体重超过标准体重 50 磅（约 22.7 千克）后，发生子宫内膜癌的风险增加 10 倍。一般将肥胖、高血压、糖尿病称为子宫内膜癌三联征，可能都是因下丘脑-垂体-肾上腺功能失调或代谢异常所致，垂体功能紊乱是子宫内膜癌和代谢异常的共同原因。腺垂体分泌的致糖尿病生长激素过多，引起血糖增高和肥胖，从而在此基础上产生高血压。与此同时，垂体的促性腺功能也不正常，卵巢失去排卵功能，不能分泌孕酮，子宫内膜长期处于增生状态。人体内的脂肪有储存雌激素的功能，从而加强了对子宫内膜的刺激作用。而且肥胖本身就易伴有相对的黄体期孕激素分泌不足，或同时伴有月经不调甚至闭经，最终导致子宫内膜癌的发生。

美国肿瘤学会（ASCO）在 2014 年发表了有关肥胖和癌症的肿瘤学指南，体重指数大于 30 千克/米^2 及体重指数在 25～30 千克/米^2 的患者，合并两种及以上并发症的患者应该采用基于饮食、运动及行为治疗的生活方式干预。但癌症治疗期间不建议减少或者增加太多的体重，避免体重大幅变化，对于癌症康复期患者而言，保持合理的体重是持续健康的重要组成部分，肿瘤治疗结束后，应尽量使体重指数恢复到正常范围

（18.5～23.9 千克/米²）。超过正常范围，不管是过低或者过高都应该引起重视。

高脂饮食：不仅致人肥胖、变老，还促癌

肥胖和过量摄入高脂食物与一部分肿瘤及其高侵袭性有关，肥胖也是一些肿瘤远端转移、耐药性和死亡的独立风险因素。科学家通过研究发现，高脂肪饮食引起的肥胖，会把癌细胞喂饱，让肿瘤内部的免疫细胞"挨饿"，从而削弱免疫细胞的抗癌能力，加速肿瘤生长，高脂肪饮食明显地与乳腺癌、子宫内膜癌、卵巢癌等妇科恶性肿瘤的发病有关。当癌细胞转移或产生耐药性时，它们会增强脂质摄取，强化脂质氧化和合成的通路，通过增加脂质可用性和改变全身及肿瘤内的脂质稳态来提高肿瘤的转移能力，逃避免疫监视。

在动物模型中，高脂饮食可以改变健康组织中的代谢和细胞状态，增加癌症易感性，小鼠经高脂饮食喂养后发生肥胖，增加了肠道祖细胞（LGR5⁺）的数量，通过激活脂质配体转录因子 PPAR-δ，并与其他亚型的 PPAR（PPAR-α、PPAR-γ）一起增强脂肪酸氧化，"启动"肿瘤细胞生长。并且摄入高脂饮食后，会抑制免疫监视并有利于肿瘤进展。高脂饮食对免疫系统的影响存在多种复杂途径，包括减少颗粒酶和抗肿瘤细胞因子的产生导致 CD8⁺肿瘤浸润淋巴细胞耗竭、改变肿瘤微环境的脂质组成以限制 T 细胞的营养、抑制自噬、增加骨髓源性抑制细胞数量和在肿瘤微环境中的积累，以及促进慢性炎症等。除了产生有利于肿瘤生长和转移的免疫抑制环境外，过量的脂肪还可以促进循环中的癌细胞从血液外渗到其他器官

中，这在乳腺癌肺转移小鼠模型中得到了验证。

雌激素水平是各种子宫癌发病危险的决定性影响因子，雌激素和相关激素水平升高实际上是摄入高动物蛋白、高脂肪、低纤维的传统西方膳食的结果。例如，美国一直以来是乳腺癌发病率很高的国家，有研究发现移居美国的日本人改用美国的饮食后，乳腺癌的发病率随之明显升高，逐渐与美国人水平相接近。也有研究报道：中国人到欧美国家后，饮食结构和方式逐渐和当地接近，乳腺癌的发病率也开始接近于欧美国家。为什么移民后基因没有改变，而患乳腺癌的概率大幅度升高，几乎和美国的女性发病率差不多呢？饮食因素的改变是其主要原因，30年前乳腺癌的发病率在欧美发达国家非常高，因为欧美的主导饮食是以动物脂肪类为主体，而在当时的中国，人们以谷物类为主食，乳腺癌在中国的发病率很低。但是最近30年来中国的情况发生了很大的变化，现在我们的餐桌上肉鱼蛋奶应有尽有，各种疾病的发病率也随之增长。所以，火锅、炸鸡、蛋糕、巧克力虽然可口，但为了健康，这类高脂食物还是少吃，甚至不吃为好。

运动：适量运动，减少久坐

由中国医学科学院和北京协和医学院国家癌症中心、美国癌症协会等多研究所联合开展的涵盖全国约17%人口的大样本研究显示，2013年中国发生的近100万例癌症死亡事件中，约有26 120例与缺乏体力活动有关，数据显示，所有癌症病例中的3%，即每年平均46 356例癌症的发生，可归结为缺乏体育锻炼。按照癌症部位划分发现，子宫癌症患者中约有

11.9%的发病可归因于缺乏体育活动，该比例在全部的癌症中排第二，久坐不动列为子宫内膜癌、宫颈癌等多种子宫癌症的发病因素。原因在于久坐容易造成盆腔充血，从而导致子宫附件和宫颈的血液循环不畅通，长久以往容易发生感染，如常见的宫颈炎、宫颈糜烂、宫颈肥大、宫颈息肉等。而宫颈几乎没有痛觉神经，宫颈感染后，并不会出现宫颈或下腹部疼痛，因此人体不容易及时发现问题。所以女性要保护好子宫，首先要改掉久坐不动的坏习惯。

关于癌症的扩散转移，小鼠体内模型显示，与"久坐"的小鼠相比，经历过8周"运动洗礼"的小鼠体内出现了新陈代谢重新编程，诱导碳水化合物代谢、糖酵解、线粒体生物发生的上调，在整个身体中创造了新的微环境，使癌症的转移变得更为困难。为了验证在人类体内存在着类似机制，研究者对2 734名参与者（1 302名女性和1 432名男性）进行的20年随访数据表明：运动往往会降低患癌风险，且与高转移性癌症的关联更大。具体而言，高强度运动能使高转移性癌症的发病率降低73%，即在心率约75次/分情况下的锻炼能有效阻止癌症转移至其他部位。进一步的血浆蛋白质组分析显示，随着运动强度的增加，运动过后参与者体内的胰岛素样生长因子（IGF-1）通路变得更为丰富；胰岛素样生长因子的作用是通过将GLUT1和GLUT4等葡萄糖转运体转移到细胞膜，来促进葡萄糖的摄取。因此，在运动参与者体内，葡萄糖利用率随着运动强度的增加而显著上升，也体现了锻炼能诱导人体内系统性变化，以防止肿瘤的进展和转移。

研究人员对运动量也进行了研究，如果人群平均运动量能达到每周 5 小时的中等体力活动，基本上每天快走 45 分钟就能达标，每年可预防超 46 000 例癌症病例。足量的运动不仅仅是降低多种癌症的风险，更为重要的是能够大幅度降低高转移性癌症的发病率。

关于最佳运动时间段，有研究者通过对比清晨锻炼（8—10 点）、上午锻炼（10—12 点）、下午锻炼（12—19 点）、晚上锻炼（19—23 点）的锻炼情况发现，与不锻炼的人相比，清晨 8—10 点锻炼能有效降低乳腺癌和前列腺癌的发生风险，分别下降 26％和 27％，并且预防癌症的效果优于其他时间段。清晨运动（8—10 点）对绝经后女性有更强的保护作用，使罹患乳腺癌的风险降低 38％。由此可见，具体的运动时间会影响到性激素和褪黑素的节律，以及人体的新陈代谢水平。运动会引起体内代谢重编程，从而阻碍癌症的发生，而在正确的时间运动能让抗癌效果更佳。因此，推荐大家每天在早晨 8～10 点进行一些中等体力活动，包括快走、骑行、简单的跳操等，坚持每天锻炼 45 分钟，不需要强度太大，温和持久的锻炼更有助于身体健康。

保健果蔬方

何裕民教授临床常建议患者食用果蔬方，将果蔬榨成汁饮用，何裕民教授自己已奉行此法 20 余年，感觉很好，也给很多患者试用了，能够坚持下来的效果都不错！

方法很简单：每天早晨选择一些蔬菜水果，洗净，加一根西芹，一起打汁，连渣吃下去。此法可以摄入丰富的维生素、矿物质和膳食纤维。至于水果蔬菜，根据自身情况可以任意选几种。怕吃凉的，可以稍微加热，很方便！

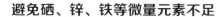

营养素及其他因素与子宫癌

避免硒、锌、铁等微量元素不足

必需微量元素是人体内的生理活性物质、有机结构中的必需成分，其必须通过食物摄入，当摄入量减少到某一低限值时，便会导致人体某一种或某些重要功能损伤。世界卫生组织将铁（Fe）、碘（I）、锌（Zn）、硒（Se）、铜（Cu）、钼（Mo）、铬（Cr）、钴（Co）8 种元素划归为人体必需微量元素。这 8 种元素虽然在人体内占比非常微小，但作用不可小觑，特别是硒、锌、铁缺少时会增加子宫癌症的发生率。

● 硒：减少放化疗毒副作用，修复免疫系统

研究发现，硒可以刺激免疫细胞的功能，补充富含硒的食物可以增强血液中白细胞的活化；硒的直接抗癌原理主要有硒化物的抗氧化应激和修复脱氧核糖核酸损伤的作用；硒通过激活 T 细胞免疫产生抗病毒及抗菌作用，在抗人乳头瘤病毒感染机制中可能有相似的过程。有关调查发现，乳腺、卵巢、膀胱和泌尿器官等部位的肿瘤及白血病的发病率与机体缺硒密切相关，生活在高硒地区的妇女乳腺癌、卵巢癌和宫颈癌的发病率明显要低。对 664 例患者进行分析，发现血清中硒水平为 0.02 毫克/千克时，妇女罹患人乳头瘤病毒感染、宫颈高级别病变及宫颈癌的概率最低。对硒缺乏的肿瘤患者，将硒作为一种减轻因放射线和化学疗法产生的副作用的药物应用于临床研究，可以通过减少毒副作用和修复免疫系统，提高患者基本生

活质量。

我国是一个缺硒大国，有 72％的地区缺硒，其中 30％为严重缺硒地区。中国营养学会关于成人膳食硒的推荐量（RNI）为 60 微克/天，可耐受最高摄入量（UL）为 400 微克/天。鱼子酱、海参、牡蛎、蛤蜊、猪腰、牛肾等海产品和动物内脏是硒的良好食物来源。大蒜、芦笋、菠菜等蔬菜，核桃、腰果等坚果，桑葚、龙眼、苹果等水果中亦含硒丰富。

铁：防治肿瘤患者贫血

铁是合成蛋白质和激活酶活性所需的重要微量元素，还具有脱氧核糖核酸合成和修复作用。致癌基因 RAS 转录翻译的选择性致死小分子 erastin 触发了一种独特的铁依赖性细胞死亡形式，称之为铁死亡。铁死亡是一种独特的铁依赖性的细胞死亡形式，依赖于细胞内铁依赖脂质过氧化物的积累，可靶向诱导细胞死亡，表现出很好的抗宫颈癌作用。在针对中国人的宫颈癌与血清铁水平的 Meta 分析中，分析了 454 例宫颈癌患者和 880 例对照组的血清铁水平，发现宫颈癌患者血清铁水平较对照组低 2％～58％，较高的血清铁水平可能对宫颈癌具有一定的保护作用。

如果铁摄入长期不足或机体损失过多，可影响血红蛋白的生成，造成缺铁性贫血，而肿瘤相关性贫血（CRA）是子宫癌症医生特别在意的问题。国内数据显示，子宫癌患者，包括宫颈癌、卵巢癌、子宫内膜癌等肿瘤相关性贫血的发生率可达70％，国内外整体数据趋于一致。引起妇科恶性肿瘤患者贫血的因素，包括失血（术中失血或肿瘤性失血）、肾损害（铂类化疗所致）、骨髓造血功能低下（肿瘤转移、化疗或放疗所致）等。

而铁缺乏是肿瘤患者贫血的常见病因，补充铁制品是一种价格便宜又易于被接受的治疗方法。子宫癌两项前瞻性研究发现，静脉补铁预防贫血，对接受铂类/紫杉醇化疗的卵巢癌患者耐受性良好，患者随机分组，每程化疗均接受静脉铁治疗者具有更高的最低血红蛋白水平，对红细胞的输入需求降低；放化疗的宫颈癌患者接受静脉铁治疗，也对红细胞的输入需求降低。

因此，在子宫癌症的防治过程中，预防贫血是关键，而及时补铁可以达到事半功倍的效果。成年女性推荐量是 20 毫克/天。孕中期加 4 毫克，孕晚期加 9 毫克，哺乳期加 4 毫克。动物肝脏、动物全血、禽畜肉类、鱼类等都是膳食铁的良好来源。

• 锌：誉为"生命之花"

锌是人体内 200 多种酶的组成成分，直接参与了核酸、蛋白质的合成、细胞的分化和增殖以及许多重要的代谢。锌能够调节成熟 T 细胞的分化和外周血中成熟 T 细胞的功能，血清锌水平降低会导致胸腺发育不良而降低机体免疫力；并且通过抗氧化功能对免疫功能及基因表达产生影响，保持细胞自由基的稳定性，还能负调节有长期致炎作用的 NF-κB 转录基因的转录，降低癌症发生的风险。

大量研究发现，锌缺乏与很多肿瘤的发生发展有着紧密的联系，对妇科肿瘤患者血清锌含量进行测定及分析，结果显示子宫颈癌、卵巢癌、外阴癌及子宫内膜癌患者血清锌值明显降低。一项关于血清锌水平和宫颈癌的分析中，纳入了 591 例宫颈癌患者和 946 例对照组，发现研究人群中血清锌水平与宫颈癌风险之间存在显著负相关，宫颈癌患者的血清锌水平显著低于正常对照组。多项研究表明血清锌水平降低可能是人乳头瘤病毒感染状态下宫颈病变发生发展的高危因素之一。

中国营养学会关于各人群膳食锌推荐摄入量（RNI）男性和女性成人分别为 12.5 毫克/天和 7.5 毫克/天，可耐受最高摄入量（UL）为 40 毫克/天。但锌的摄入量也不是多多益善，过量摄入锌可发生贫血、免疫功能下降以及引起铜、铁缺乏等，所以在补充时要遵循医嘱。动物性食物如贝壳类海产品、红色肉类、动物内脏都是锌的极好来源；干酪、虾、燕麦、花生酱、花生等为良好来源；干果类、谷类胚芽和麦麸也富含锌。

维生素：有望成为更新、更有效的抗肿瘤药

维生素是人体必需的营养成分，对于维系人体的正常生理功能至关重要。大多数维生素不在体内合成，常需通过食物摄取。虽然人体每天仅需毫克或微克量的维生素，但摄入量不足仍然会引起维生素缺乏症，对机体造成损伤。每种维生素具有不同的功能，例如抗氧化类维生素可延缓衰老，减少自由基对健康造成的危害。近年来多种维生素被发现具有抗肿瘤作用。

维生素 A：增强机体的免疫功能

维生素 A 是维持人体健康的必需物质，它不仅具有保护视力、维持皮肤和黏膜的健康、促进生长和发育、强壮骨骼、提高免疫功能的作用，并且还能抑制肿瘤生长。维生素 A 预防肿瘤与其以下功能有关：①调节细胞的分化、增殖和凋亡；

②具有抗氧化能力；③增强机体的免疫功能。高水平维生素 A 摄入及血液高水平维生素 A 对宫颈具有保护作用，血液中类胡萝卜素的水平（部分可转变成维生素 A）与宫颈癌风险之间存在明显的负相关性。同时，维生素 A 对维持子宫内膜上皮组织的分化表型具有重要作用，维生素 A 缺乏会导致广泛的角化，维生素 A 可以抑制人子宫内膜癌细胞 RL95－2 的增殖和迁移。富含维生素 A 的食物有：动物肝脏，奶与奶制品及禽蛋等。

● B 族维生素：成员众多，各显神通

B 族维生素是一大类维生素的集合，常见的有维生素 B_1、维生素 B_6、维生素 B_9、维生素 B_{12} 等，在调节机体新陈代谢、维持皮肤健康状态、促进细胞生长和分裂等方面均具有一定的作用。

脱氧核糖核酸甲基化的改变可能在肿瘤的发展和进程中起重要作用，多种肿瘤患者体内都已发现脱氧核糖核酸甲基化水平的异常。如维生素 B_6 的膳食摄入可能会降低子宫内膜癌的发生风险，维生素 B_6 参与一碳单位代谢，而一碳单位的代谢水平又与脱氧核糖核酸甲基化水平息息相关。维生素 B_6 也是顺铂应答的中心调节剂，可使顺铂介导的脱氧核糖核酸损伤作用放大，更好地抑制肿瘤细胞生长，避免耐药性。

维生素 B_9 又称叶酸，叶酸缺乏会增加尿嘧啶的错误结合，使脱氧核糖核酸链断裂、染色体断裂和恶性转化复发。研究表明，叶酸缺乏与卵巢癌、乳腺癌、宫颈癌、子宫内膜癌等多种癌症的发生有关。叶酸多存在于绿色蔬菜中，具有光热不稳定性，因而部分少食绿色蔬菜的地区人群容易呈叶酸缺乏状态。

导致叶酸缺乏的因素包括：亚甲基四氢叶酸还原酶（MTHFR）基因多样性、高同型半胱氨酸（homocysteine，Hcy）、维生素 B_{12} 缺乏等。很多研究证明了叶酸缺乏和代谢障碍与宫颈病变的相关性。研究证明高 Hcy 女性患宫颈上皮内瘤样变 2 级及以上的风险更高（$OR = 1.86$，$P < 0.05$），且血浆叶酸浓度越高，Hcy 越低（$OR = 0.40$，$P < 0.05$）。有研究指出 MTHFR 基因多态性可以增加宫颈上皮内瘤和宫颈癌的风险。总之，高水平的叶酸对人体宫颈癌的发生有一定抑制作用，这主要与其作为还原剂的生物学功能相关。叶酸的主要食物来源为动物内脏类、肉类、鱼类、贝壳类、蛋类、豆类及坚果类等。

维生素 C：产生活性氧，杀死肿瘤细胞

维生素 C 又称抗坏血酸，是一种水溶性维生素。研究表明，维生素 C 的抗肿瘤作用是通过在细胞外生成大量的过氧化氢（H_2O_2）并扩散进入细胞，通过产生活性氧来杀死肿瘤细胞。此外，活性氧浓度的增加也会引起一系列氧化应激，抑制细胞自身的抗氧化系统，进而造成脱氧核糖核酸损伤，加速肿瘤细胞死亡。研究分析表明，食物来源的膳食抗氧化剂维生素 C、维生素 E 和 β-胡萝卜素可能与子宫内膜癌的发生风险成反比。摄入维生素 C 具有较少的不良反应，通常与其他药物联合应用共同发挥抗肿瘤作用。新鲜蔬菜和水果的维生素 C 含量丰富，如苋菜、韭菜、菠菜、柿子椒、柑橘、橙、柚子、葡萄、猕猴桃、鲜枣、草莓等。

维生素 D：降低癌症病死率

维生素 D 除了能够维持人体钙稳态和调节骨代谢外，对子宫癌症病情的进展也起到一定的抑制作用，包括调节细胞的增殖、分化、凋亡、自噬、上皮-间质转化，调节细胞-微环境间的相互作用，如血管生成、增强抗氧化剂、抗炎症和增强免疫系统。近年的几项大型研究表明，维生素 D 并不能降低癌症的发生率，但是能够降低癌症的病死率。维生素 D 及其受体在妇科癌症的发病机制中发挥着重要的作用，相比正常组织，在卵巢癌、子宫内膜癌、宫颈癌、外阴癌及阴道癌中均可检测到维生素 D 受体的高表达。有研究表明，补充维生素 D 和钙剂可降低绝经后妇女患子宫内膜癌的风险，在多种子宫内膜癌细胞系中的研究显示维生素 D 具有抑制细胞增殖、促凋亡、抗炎和分化诱导剂的作用。一项随机、双盲试验发现，在患有宫颈上皮内瘤变Ⅰ级（CINI）患者中，连续服用 6 个月维生素 D_3 的实验组相比服用安慰剂组，宫颈上皮内瘤变Ⅰ级的消退率显著升高。晒太阳是获得维生素 D 最方便的方式，动物性食品也是天然维生素 D 的主要来源，如含脂肪高的海鱼和鱼卵、动物肝脏、蛋黄。

维生素 E：抑制肿瘤细胞侵袭和转移

维生素 E 不仅可预防活性氧类的致突变作用，而且具有抗血管生成活性和抑制肿瘤细胞侵袭和转移的能力。维生素 E 琥珀酸酯（VES）是维生素 E 的衍生物，一项细胞研究发现维生素 E 琥珀酸酯可以诱导巨噬细胞吞噬癌细胞，维生素 E 的衍生物在肿瘤的监控及清除方面发挥着重要作用。维生素 E 在预防女性恶性肿瘤（如乳腺癌、宫颈癌、子宫内膜癌）方面具有一定的作用。在对 15 项研究的人群进行分析后发现，维生素 E 摄入量和血液中维生素 E 的水平与宫颈癌形成风险之

间存在显著负相关，提示补充足够的维生素 E 会降低宫颈癌
形成的风险。研究调查 1 204 例子宫内膜癌患者和 1 212 例对
照组女性，发现维生素 E 补充剂能够显著降低子宫内膜癌的
发生风险；另一项病例对照研究表明，对照组女性比子宫内膜
癌患者消耗更多的维生素 E。各种油料种子及植物油，如麦胚
油、玉米油、花生油、芝麻油，豆类，粗粮等是维生素 E 的
重要来源。

选择健康饮品：茶与咖啡适度饮用，或许有益

茶源于中国，其被发现和利用的历史可追溯至上古时代的
神农。约成书于西汉时期的《神农本草经》有"神农尝百草，
日遇七十二毒，得茶而解之"的记载。可见茶自发现以来，首
先是以药用而存在的。我国历代本草学家和医学家均将茶作为
防病治病、养生保健的良药加以应用。

随着国内外科学研究的深入，现已明确茶叶含有茶多酚、
茶多糖、茶氨酸等生理活性成分，因而具有抗氧化、抗肿瘤、
延缓衰老、降血糖、降血脂、减肥、调节肠道菌群、调节免
疫、抗过敏、抑菌抗病毒等功效。目前，已有大量细胞及动物
实验证明茶叶成分中茶多酚、茶多糖以及茶色素等具有显著的
抗癌效果，其主要抗癌途径包括抑制癌细胞增殖，调节信号通
路从而诱导癌细胞凋亡，抑制血管生成，抑制癌细胞转移和侵
袭，以及抑制肿瘤免疫逃逸等。

咖啡成为当今世界越来越流行的饮品之一，根据研究报
道，咖啡中所含的化学成分主要包括生物碱、酚酸类、黄酮
类、萜类、甾醇脂类和挥发性成分等，具有抗氧化、降脂、降

血糖、神经保护等多种功能，其中咖啡因、绿原酸、葫芦巴碱以及双萜是迄今发现咖啡预防和治疗疾病的主要成分。根据《中华本草》记载，咖啡微苦、涩，平，具有醒神、利尿、健胃的功效，主治精神倦怠、食欲不振，常作为醒神、利尿和健胃药使用。

目前的临床试验和流行病学调查显示，咖啡可能降低子宫内膜癌、乳腺癌、宫颈癌的发病风险。一项荟萃分析显示，摄入咖啡会降低子宫内膜癌的发病风险，尤其是与低咖啡因咖啡相比，富含咖啡因的咖啡降低子宫内膜癌风险的作用更显著。前瞻性研究对 97 926 名挪威女性进行了观察，结果表明，每天摄入 8 杯咖啡的女性，其子宫内膜癌的发病风险会显著降低。

人乳头瘤病毒的持续感染是诱导宫颈癌发生的重要危险因素，研究发现，咖啡酸能有效抑制三株不同亚型的人乳头瘤病毒感染（HPV-6、HPV-16 及 HPV-18），具有较高的抗人乳头瘤病毒活性，其作用机制可能是与病毒衣壳蛋白 L1 结合，从而阻止病毒黏附并进入靶细胞，同时可以抵抗多种性传播性病毒的感染。妇科恶性肿瘤术后患者，经腹全子宫切除术和系统性腹膜后淋巴清扫术后早期饮用咖啡可促进肠蠕动，缩短恢复正常饮食的时间，回归模型分析显示咖啡摄入是麻痹性肠梗阻（POPI）发生的独立保护因素，与药物（如阿片受体拮抗剂，ghrelin 受体激动剂和血清素受体激动剂）预防麻痹性肠梗阻相比花费低，简单、易行、耐受性好，节省成本，缩短住院时间。

也有学者对咖啡的防癌作用提出了相反的看法。日本国立癌症中心发表其研究结果，以 10 万日本人为研究对象，研究发现每天饮用一杯咖啡的人，特别是非吸烟的男性，其膀胱癌的发病危险呈上升态势。研究人员按咖啡因摄取量的多少把试验人群分为 3 组，分析结果表明，咖啡因摄取量高的人群比咖啡因摄取量低的人群，膀胱癌的发病率高 2 倍。

对咖啡的研究，尚有一些不同观点，建议喜好喝咖啡的人群，以适度饮用为宜，不宜喝多成瘾。

糖脂代谢与子宫癌

糖脂代谢异常是指血糖、血脂不能维持在正常范围内的病理状态，一般是指高血糖症和高甘油三酯血症、高胆固醇血症等，生化指标主要包括血糖、糖化血红蛋白和总甘油三酯、总胆固醇、高密度脂蛋白胆固醇、低密度脂蛋白胆固醇等。研究显示，近 20 年来糖脂代谢异常与恶性肿瘤的发病率都有日益上升的趋势，糖脂代谢异常患者的恶性肿瘤发病率和死亡率均高于健康群体，这表明糖脂代谢与恶性肿瘤的发生和发展之间存在关联。

关于子宫内膜癌的研究，一项纳入 230 737 例患者的队列研究发现，糖代谢异常和糖尿病患者的子宫内膜癌发病风险是糖代谢正常者的 1.41 倍和 1.46 倍。美国一项纳入 13 061 例患者的队列研究表明，脂代谢异常是子宫内膜癌发病的独立危险因素，总胆固醇升高的患者子宫内膜癌发病率是血脂正常者的 1.34 倍。脂代谢异常产生的高浓度甘油三酯可致性激素结合蛋白减少，游离雌激素水平增高。子宫内膜在无孕激素拮抗的雌激素作用下发生癌变，是目前普遍认可的子宫内膜癌病因。同时脂肪代谢产生的大量不饱和脂肪酸，易氧化产生大量自由基，进而诱导细胞突变，促使肿瘤的发生及进展。

关于宫颈癌的研究，有研究者对宫颈液基细胞学检测结果与体重指数及糖脂代谢相关性进行分析，病变组与对照组体重指数、空腹血糖、甘油三酯、高密度脂蛋白胆固醇、低密度脂蛋白胆固醇对比，差异具有统计学意义（$P<0.01$），宫颈液基细胞学检测阳性组体重指数明显高于宫颈液基细胞学检测阴性组，阳性组甘油三酯、低密度脂蛋白胆固醇水平高于正常组，而高密度脂蛋白胆固醇组低于正常组。其原因可能在于肥胖者多存在不健康的生活方式，有大量的脂肪存在，这可以促进分泌大量雌激素，诱发大量细胞因子、炎症因子的产生，导致患者人乳头瘤病毒感染不易清除，持续存在，而人乳头瘤病毒的持续感染是目前明确导致宫颈癌的病因。另外，肥胖者宫颈癌的筛查参与度会低于正常人群，这也是导致肥胖者宫颈癌高发的原因。

高糖状态是恶性肿瘤细胞所依赖的，葡萄糖是恶性肿瘤细胞的唯一能量来源，恶性肿瘤细胞无氧酵解作用的增强，造成肿瘤细胞周围介质形成的酸性环境，能促进正常细胞的死亡，并且有利于肿瘤细胞血管生成、肿瘤浸润。研究显示，宫颈液基细胞学检查阳性组空腹血糖明显高于阴性组，这说明血糖升高和宫颈癌之间可能存在着某种联系。机制可能在于以下几点：一是血糖升高者大多存有胰岛素抵抗，可以促进胰岛素样生长因子（IGF-1）的分泌，而肿瘤细胞可以表达胰岛素样生长因子受体，胰岛素样生长因子与之结合，其β亚基可造成自身磷酸化，促进肿瘤细胞的有丝分裂，从而促进肿瘤细胞形成和大量复制。另外，糖在有氧条件下进行三羧酸循环生成能量，无氧条件下发生糖酵解，同样量的糖在三羧酸循环过程中产生的能量远远多于糖酵解，而肿瘤细胞生长代谢较为活跃，其通常通过糖酵解获取能量，这就使得肿瘤细胞在生长过程中需要大量的葡萄糖，所以说高糖环境有助于宫颈癌细胞的生长。

肠道菌群与子宫癌

子宫癌患者在发病前和治疗期间表现出肠道菌群的变化，表明肠道菌群与子宫癌症之间存在相关性。肠道菌群是寄居在人体肠道内的正常微生物群落，在成人胃肠道中定植着约1 014个微生物，这些微生物群落的遗传信息大约是人类基因的100倍。研究指出，拟杆菌门、厚壁菌门、放线菌门、变形菌门和疣微菌门是人体主要的肠道菌群，约占肠道总微生物群的90%。胃肠道微生物在人体营养吸收、免疫调节和抵御病原体方面发挥重要作用。相反，胃肠道菌群失调可通过促进炎症反应和代谢改变导致肿瘤的发生。全世界15%～20%的恶性肿瘤是由感染引起的。由菌群引起的全身炎症反应和代谢改变也会促进子宫癌症的发展，深入研究子宫癌症患者的肠道菌群变化，可用于子宫癌症的筛查，改善子宫癌症的治疗，改善不良预后。

多项研究表明，肠道菌群与宫颈癌之间互相影响，通过研究分析表明，癌症患者和健康对照人群之间存在明显差异。相对于健康对照人群，宫颈癌患者肠道菌群中变形菌门的比例明显增高。利用线性判别分析效应值分析对宫颈癌患者的肠道菌群进行鉴定，发现变形菌门、罗斯菌、志贺菌为宫颈癌潜在的生物标志物。有研究者通过测序法测定了 42 例晚期宫颈癌患者与 46 例健康对照者的肠道菌群，结果发现宫颈癌患者的肠道微生物群与健康对照者也存在差异，普氏菌、卟啉单胞菌属和小杆菌属显著富集于宫颈癌患者中；拟杆菌属、另枝菌属、毛螺菌属在健康对照者中富集。上述研究均表明宫颈癌患者和健康对照者的肠道微生物组成多样性存在差异。

宫颈癌的治疗方法主要包括放疗、化疗和手术治疗，放疗会对肠道微生物产生重要影响，80% 的宫颈癌患者在放疗期间出现肠道症状，包括腹痛、尿急、腹泻、腹胀等，约有 50% 的宫颈癌患者患有慢性放射性肠炎。研究表明，放疗可特异性改变癌症患者的肠道微生物群，放疗后肠道菌群中厚壁菌门和拟杆菌门的多样性减少，变形菌门增加，导致肠道菌群的改变，引起结肠损伤。

子宫内膜癌的发生与肥胖、雌激素水平、高血压、胰岛素抵抗、月经情况、吸烟、饮酒等因素有关，而肠道菌群失调会导致肥胖、雌激素水平升高、高血压，这提示肠道菌群与子宫内膜癌之间亦有密切联系。肠道菌群的组成影响人体营养物质的吸收，而营养吸收又直接影响人的体重与脂肪情况。一项由 154 例参与的关于不同体形的人体内肠道菌群特征的研究显示，与偏瘦个体相比，肥胖个体的拟杆菌门相对丰度较低（$P=0.003$），放线菌门相对丰度较高（$P=0.002$），厚壁菌门的相对丰度差异无统计学意义（$P=0.09$），肥胖个体肠道菌群多样性普遍减少。肥胖患者体内抗炎症的嗜黏蛋白-艾克曼菌减少，而变形菌门、拟杆菌属、弯曲菌属及志贺菌增加。

过高的雌激素水平是子宫内膜癌发生、发展的危险因素，雌激素水平升高，增加其与雌激素受体的结合，刺激子宫内膜细胞增生，增加子宫内膜癌的发生风险。研究表明，肠道微生物群紊乱会影响雌激素代谢，肠道菌群产生的酶参与雌激素代谢，会影响体内雌激素水平。考虑肥胖、激素水平和高血压是子宫内膜癌较为确定的危险因素，可以认为肠道菌群的生物多样性和革兰氏阴性菌数量减少及革兰氏阳性菌数量增加与子宫内膜癌的发生有关。

二
子宫癌：多种发病因素并行

近些年来，子宫癌的发病率越来越高，宫颈癌、子宫内膜癌、阴道癌的发病人数基本上都随着时间发展呈增长趋势。那么，为什么子宫癌的发病率越来越高呢？子宫癌的发病因素都有哪些呢？下面将为大家逐一解答。

首先，随着当代社会的飞速发展，人们生活方式、生活习惯的变化，例如家庭负担重、睡眠不足、饮食不规律、吸烟、饮酒、病毒感染等因素，女性体内激素可能失去平衡，引起内分泌失调，导致子宫癌症的发生。

其次，从大范围来看，子宫癌的发病率确实有增长的趋势，这与随着医疗保健制度的完善，人们对子宫癌有了更多的认识，子宫癌的发现率也随之增加有关。

此外，围绝经期妇女仍是子宫癌的高发人群之一，是因为这个年龄阶段的女性，卵巢功能逐渐退化，雌激素水平波动影响也比较大，更容易导致子宫癌的形成。

说到宫颈癌，人们马上会想到与人乳头瘤病毒感染有关。其实除此之外，经济条件、卫生状况、性行为及分娩、家族史遗传、尼古丁摄入、妇科常见疾病、避孕药摄入、日常饮食营养不均及精神创伤等均与宫颈癌的发生有一定的关系。

人乳头瘤病毒（HPV）感染

宫颈癌是目前唯一一种病因明确且可预防的子宫癌。多项研究证实，高危型 HPV 持续感染是引起宫颈病变的主要原因，是宫颈癌致病的必要条件。

目前研究已鉴定的 HPV 有 200 多种亚型，其中有 40 多种可感染宫颈，是公认的国际上最常见的性传播感染的病原体。根据其致癌危险性可分为低危型和高危型两大类。

低危型主要引起肛门皮肤及外生殖器的外生性疣类病变和低度子宫颈上皮内瘤变（CIN），如 HPV‑42、HPV‑81 等；高危型不仅可引起外生殖器疣，还可引起外生殖器癌、低度子宫颈上皮内瘤变及宫颈癌。宫颈癌人群中，中国东部、南部、西部和北部四个地区常见的感染亚型前 3 位均为 HPV‑16、HPV‑18、HPV‑58，且均为高危型，HPV‑16 所占比例最高。

性行为及分娩相关因素

既往研究显示，与宫颈癌发病率增加相关的性行为因素包括首次性行为年龄早、初孕年龄小、初产年龄小、多次妊娠、多次分娩、围产期及分娩过程不好、多次流产、性生活紊乱（如多个性伴侣、性伴侣婚外性行为）等。

有相关研究表明，16岁以前开始性生活的妇女发生宫颈病变的风险较20岁以后开始者增高50%以上。另外，分娩及妊娠时内分泌及营养会发生改变，免疫功能降低，并且分娩会对宫颈造成创伤，这些都会增加HPV的感染机会，这同样也是近年来宫颈癌发病呈现年轻化趋势的原因。全球癌症报告（IARC）的多中心研究发现，HPV阳性女性患者，如有＞7次足月分娩史，其发生宫颈癌的危险性是未产女性的4倍，是1～2次足月妊娠史女性的2倍，且拥有超过3个性伴侣的女性患宫颈癌的风险是无性伴侣女性的2倍。

其他因素

社会综合因素

宫颈癌的危险性具有明显的社会分层现象，近年来我国宫颈癌流行病学调查显示，居住于农村或偏远山区的非职业女性宫颈癌发病率较高。由于其所处区域经济条件较差，诊疗水平不高，工作环境中存在致癌物质，且个人医学常识了解较少，相对不能得到良好的宫颈癌相关预防知识普及，保健意识、营养情况和抵抗力都较低，加上结婚年龄早、生产次数多及长期没有良好的卫生习惯等，农村或偏远山区的非职业女性更容易发生宫颈癌。

子宫癌家族史

宫颈癌的发生和其他恶性肿瘤一样，涉及多基因结构变化或异常表达，具有遗传易感性。有研究显示，有子宫癌家族史者比没有子宫癌家族史者的宫颈癌发生风险高 1.4 倍。

吸烟与二手烟

研究表明，吸烟是宫颈癌的流行病学高危因素，并可能成为人乳头瘤病毒的辅助因素，在宫颈癌的发生、发展以及预后中均发挥着不良作用。其机制主要是吸烟女性宫颈黏液中尼古丁的浓度大幅升高，尼古丁聚集在宫颈局部，消耗大量朗格汉斯细胞（朗格汉斯细胞是机体内一种重要的免疫活性细胞），导致宫颈免疫力降低。另外，被动吸烟的危害也不容忽视，2002 年全国烟草流行调查显示，我国女性被动吸烟率高达 54.6%。相关统计发现，被动吸烟时间为 5 小时/天者，患宫颈癌的危险增加 11.8 倍。

妇科疾病与局部卫生因素

宫颈癌的发生与生殖道炎症密切相关。真菌是导致宫颈炎及宫颈糜烂的主要因素，其不仅会致癌，还会产生致癌性毒素，可以和亚硝酸盐及二级胺等合成，从而成为致癌性亚硝胺。如相关研究显示，在慢性子宫颈疾病患者中人乳头瘤病毒的感染率是无宫颈疾病患者的 1.6 倍，而相应的有生殖道炎症的患者发生宫颈病变的发生率是无炎症者的 17.7 倍。另外，阴道内乳酸杆菌异常、非经期使用护垫及不注意性卫生（如性生活前后未冲洗外阴、男性性生活前未冲洗等），使阴道内屏障的完整性被破坏，也会导致宫颈人乳头瘤病毒感染概率增加。研究发现，具有包皮过长、前列腺癌、阴茎癌或前妻有宫颈癌等特点的高危男性对女性宫颈癌的发生也有着重要的影响。

近年来，世界卫生组织（WHO）研究发现，口服避孕药与宫颈癌有一定相关性，可能与口服避孕药后很少使用避孕套等避孕工具使人乳头瘤病毒感染率增加有关，但有关口服避孕药与宫颈癌的发病率目前尚未明确关联数据。

综上所述，宫颈癌是目前人类所有恶性肿瘤中唯一病因明确的肿瘤，也是有望第一个消除的肿瘤。宫颈癌前病变进展为宫颈癌一般需 5～10 年。因此，深入了解和研究我国宫颈癌的流行病学特征和发病高危因素，普及宫颈癌相关知识，提高宫颈癌的筛查率，以便更早、更快地进行诊疗，从而阻断本疾病的进展就显得尤为重要。

子宫内膜癌的发病因素：多种因素致癌

促使子宫内膜癌发病的危险因素包括：女性年龄增长、肥胖、糖尿病、高血压、多囊卵巢综合征、卵巢功能异常、不孕、早初潮、晚绝经、卵巢肿瘤、外源性雌激素类药物的应用、遗传因素及饮食因素等。

肥胖

肥胖是子宫内膜癌的重要独立高危因素，据统计接近一半的子宫内膜癌与肥胖有关，而肥胖也是子宫内膜癌最有可能改变的危险因素。有研究显示，体重指数（BMI）。BMI 是目前评价人体营养状况最常用的方法之一，计算公式为：BMI＝体重（千克）÷身高（米）^{2}，2003 年"中国肥胖问题工作组"提出我国成年人 BMI 正常为 18.5～23.9，24.0～27.9 为超重，≥28.0 为肥胖）超过正常的 15%，危险性增加 3 倍，尤其是向心性肥胖（以躯干部位和腹部肥胖为主要特征）女性。有研究团队通过队列研究 68 253 例妇女发现，BMI 为 30 的女性发生子宫内膜癌的风险是 BMI 正常女性的 5.34 倍。另一研究团队也发现 BMI 每增加 5 千克/米^2，子宫内膜癌的发病风险增加 1.39～1.50 倍。

多囊卵巢综合征

多囊卵巢综合征在育龄期妇女中总体占 5%～8%，常伴有代谢性疾病、高雄激素血症、不排卵、不孕等临床表现。

有学者总结了 11 项临床研究，发现多囊卵巢综合征组子宫内膜癌发病风险是非多囊卵巢综合征组的 2.79 倍；而另一研究比较了 8 155 例多囊卵巢综合征和 32 620 例无多囊卵巢综合征人群，发现前者发生子宫内膜癌的风险比后者高 17.7 倍，提示多囊卵巢综合征是子宫内膜癌的重要高危因素。尽管子宫内膜癌在年轻妇女中少见，但其发病风险仍然很高。在一项中位年龄为 27 岁、随访时间为 7.15 年的大样本人群调查研究中，发现多囊卵巢综合征组发生子宫内膜癌的风险是非多囊卵巢综合征组的 4.71 倍。因此，对于诊断为多囊卵巢综合征的女性患者包括年轻女性，需充分告知子宫内膜癌的发生风险，积极干预，适时促排卵，或者周期性加用孕激素进行对抗，同时注意改善代谢异常，以预防和降低子宫内膜癌的发生。

其他因素

• 年龄因素

根据美国国家癌症研究所监测，流行病学和最终结果（简称 SEER）数据库统计，子宫内膜癌的中位发病年龄（中位发病年龄：指一个特定疾病的发病情况对应的发病率随年龄的变化中，中间的一个年龄，即 50％的患者年龄低于该年龄，而另外 50％的患者的年龄高于该年龄。中位发病年龄可以帮助医学专业人士了解一个特定疾病患者的大致年龄结构情况，从而更好地了解特定疾病的发病率和患病情况，并对患者进行疾病防治和病史调查等）为 63 岁，我国女性的发病高峰年龄为 50～60 岁。随着年龄增长，发病率呈上升趋势，50～60 岁女性子宫内膜癌的发病率较绝经前女性增加约 3 倍。90％的子宫内膜癌发生于 45 岁以上的女性。因此，要重视 45 岁以上伴有异常阴道流血、流液症状的女性，高度警惕子宫内膜病变的可能。

• 糖尿病

流行病学调查数据显示，糖尿病增加了子宫内膜癌的风险。2007—2008 年，挪威学者展开了 3 万多例的大样本人群调查，发现糖尿病患者子宫内膜癌发生风险是非糖尿病患者的 2.74～3.13 倍。而进一步研究发现，肥胖的糖尿病患者发生子宫内膜癌的风险是正常妇女的 6.39 倍，如果是低体力活动的肥胖糖尿病患者与高体力活动的正常体重非糖尿病女性相比，发病风险可高达 9.61 倍。因此，随着糖尿病发病率越来越高，其致癌风险越来越成为临床、社会和经济的负担，除了改善生活方式和习惯，需要有更多的研究来进行有效的干预。

高血压

有研究认为单一的高血压并不增加子宫内膜癌的发生风险，也有研究认为高血压患者患子宫内膜癌的危险性是血压正常者的 1.60～3.47 倍。高血压患者常并发肥胖及糖尿病，肥胖并发的胰岛素抵抗不仅增加糖尿病危险因素，并且可致交感神经兴奋及电解质紊乱，导致高血压的发生。高胰岛素血症及胰岛素抵抗可导致脂质代谢紊乱，与肥胖、高血压形成恶性循环，从而增加子宫内膜癌的发病风险。

无排卵、不孕和未孕

无排卵是一种多病因卵巢功能异常，直接导致孕激素缺乏，5%～10%育龄期妇女长期受无排卵的影响，曾经有过不孕症的患者发生子宫内膜癌的风险为正常人群的 1.7 倍，真正不孕患者发生子宫内膜癌的风险为正常人群的 2～3 倍，而卵巢因素导致不孕症的发病风险更高。因此，要重视不排卵相关的孕激素对抗，包括青春期、育龄期和围绝经期，根据治疗目标给予积极的治疗，避免由于缺乏孕激素而导致子宫内膜癌的发生。

早初潮、晚绝经

初潮早和绝经晚使子宫内膜累积暴露于雌激素的时间都延长，增加了子宫内膜癌的风险。有研究显示，初潮早于 13 岁子宫内膜癌的风险增加 11%，而超过 55 岁绝经的妇女发生子宫内膜癌的风险是 50 岁前绝经妇女的 1.8 倍。也有报道认为，52 岁后绝经的妇女发生子宫内膜癌的风险是＜49 岁绝经妇女的 2.4 倍。因此，要关注这些暴露于雌激素时间延长的情况，积极处理及预防。

• 卵巢肿瘤

部分具有分泌性激素功能的卵巢肿瘤往往会合并子宫内膜癌，如颗粒细胞瘤和卵泡膜细胞瘤，还有其他的肿瘤，如无性细胞瘤、类固醇细胞瘤等，甚至包括部分含功能性间质成分能分泌性激素的上皮性肿瘤或癌肉瘤、转移性肿瘤等。这些无周期变化的内源性雌激素对子宫内膜持续刺激，会引起子宫内膜增生或癌变，25％～65.5％的卵泡膜细胞瘤并发子宫内膜增殖或子宫内膜癌。因此，在临床诊治过程中出现卵巢肿瘤伴有异常阴道流血时，要注意排查子宫内膜癌。

• 外源性雌激素类药物的应用

外源性雌激素的应用包括激素替代治疗或治疗性用药。采用单一的雌激素替代治疗会使子宫内膜癌发病风险升高 2～10倍，且风险要持续 2 年后才开始下降。如用于乳腺癌治疗的选择性雌激素受体调节剂他莫昔芬，在乳腺癌术后往往需要使用较长时间，作为雌激素受体激动剂，他莫昔芬能作用于子宫内膜引起增生、息肉、癌或肉瘤等，绝经后使用他莫昔芬的子宫内膜厚度明显超过安慰剂组，约 30％的患者出现子宫内膜病变，不过多为早期，预后较好。

• 遗传因素

约有 5％的子宫内膜癌与遗传相关，遗传性子宫内膜癌的特点是患者发病的年龄比其他子宫内膜癌患者的平均年龄要小10～20 岁。在与遗传相关的子宫内膜癌中，林奇（Lynch）综合征是最常见的一种，又称遗传性非息肉病性结直肠癌（hereditary non-polyposis colorectal cancer，HNPCC），表现为常染色体显性遗传。患者往往具有 MLH1、MSH2、MSH6 或 PMS2 基因突变，而在子宫内膜细胞中发生了另一个等位基因缺失或突变，脱氧核糖核酸（DNA）碱基错配修复功能缺乏而发生瘤变。伴有非息肉结直肠癌综合征的妇女，其子宫内膜癌的发病风险高达 60%。因此，美国国家综合癌症网络（NCCN）推荐，该类妇女从 35 岁开始可接受每年 1 次的子宫内膜活检；若已完成生育，也可考虑行预防性子宫及双侧附件切除。还有 PTEN（磷酸酶基因，一种抑癌基因）错构瘤综合征，也属于常染色显性遗传，约 80% 存在 PTEN 突变，其发生子宫内膜癌的风险为 28%。除此之外，如 HNF1B、KLF、EIF2AK、CYP19A1 单核苷酸多态性（single nucleotide polymorphism，SNP，主要是指在基因组水平上由单个核苷酸的变异所引起的 DNA 序列多态性。它是人类可遗传的变异中最常见的一种，占所有已知多态性的 90% 以上）也被证实与子宫内膜癌的发生风险相关。

除上述子宫内膜癌高危因素以外，地域、饮食习惯和方式、体育锻炼习惯和强度等也可能是影响子宫内膜癌发生的因素。

阴道癌的发病因素：不可忽视

促使阴道癌发生的危险因素和宫颈癌有一些类似，包括多个性伴侣、初次性生活年龄小、吸烟、病毒感染等。除此之外，还有己烯雌酚（DES）暴露、放射治疗、肛门生殖器肿瘤病史、阴道腺病史、阴道慢性刺激性炎症、基因突变、环境影响等。

病毒感染

单纯疱疹病毒（HSV）或人乳头瘤病毒感染（HPV）是阴道癌重要的发病机制。这些感染遵循性病的模式，可影响男性和女性；除极少数情况外，它们不会在性活动开始前出现。

单纯疱疹病毒起源于一大类DNA病毒，包括水痘、带状疱疹、巨细胞病毒和疱疹病毒。病毒穿透人体细胞壁后，核衣壳被释放，病毒DNA进入宿主细胞的细胞核。脊背神经节被认为潜伏着病毒，当病毒被激活时沿着轴突传播，并在感觉神经元提供的皮肤上产生病变。发生在腰部以上的感染通常由HSV1引起，而发生在腰部以下的感染通常由HSV2引起；然而，这两个区域的病毒类型有显著的交叉。事实上，最近的报告指出，HSV1被诊断为生殖器病变的原因的频率越来越高。

在过去20年里，肛门生殖器区域的人乳头瘤病毒感染急剧增加，在美国，估计其发病率是美国生殖器疱疹的3倍。研究表明，有这些感染史的妇女发生原位宫颈癌的可能性是未受感染妇女的4倍。宫颈病变最能了解上皮内肿瘤发展的自然历史。病变是否退化、保持不变或进展取决于各种因素，如肿瘤的组织学分级和人乳头瘤病毒类型。对于高级别病变，几乎完全丧失鳞状成熟，发展为浸润性癌症的风险更高。

最常见的HPV类型可在大多数阴道肿瘤和HPV-16中发现，近60%的侵入性细胞癌和80%～90%的原位癌，构成HPV-DNA。HPV-18会使原位肿瘤的威胁加倍。随着

HPV‑16 抗体的存在，浸润性癌的概率增加大约 6 倍。在 156 例患者的社区回顾性分析中，阴道上皮内瘤变（VAIN）和阴道癌（尤其是 HPV‑16 感染）的健康问题是相关的。据报道，生殖器疣使原位阴道癌的概率提高了近 6 倍，但与感染性肿瘤的联系不太清楚；早期鳞状细胞癌（SCC）患者的风险也有所提高，这可能与 HPV 感染有关。

己烯雌酚暴露

阴道透明细胞腺癌在子宫内暴露于合成雌激素己烯雌酚的年轻女性中是很容易识别的。最近发现，对于那些母亲在妊娠 12 周之前就已接受己烯雌酚的患者，其风险更高。这种真正的原发性阴道肿瘤发生于 15～25 岁的年轻女性，常伴有阴道腺病、阴道粘连或两者兼有。许多暴露于己烯雌酚的患者在宫颈和阴道有广泛的转化区，在阴道镜评估中可能表现为镶嵌、斑纹和白色上皮区域，代表鳞状化生。良性腺柱状上皮存在于腺病区，良性腺病是否演变为癌仍有争议。尽管只有相对较少的暴露于己烯雌酚的妇女患透明细胞腺癌（从出生到 34 岁每 1 000 人中有 1 人），但有几个因素明显增加了个别患癌症的风险。这些因素包括既往流产史、妊娠早期接触己烯雌酚、秋季分娩和早产。

其他因素

肛门生殖器肿瘤病史

曾经患肛门生殖器肿瘤尤其是宫颈上皮内瘤病变、宫颈癌病史者罹患阴道癌的风险相对较高，被认为是由于这些部位暴露于或易受相同的致癌刺激，无论是内源性或外源性。有学者对阴道癌病因学进行的一项以人群为基础的研究显示，5 个或以上性伴侣、初次性生活年龄小于 17 岁、吸烟妇女患阴道癌的风险增高 2～3 倍；30％的阴道癌患者曾经有肛门生殖器肿瘤病史；超过 80％的阴道原位癌和超过 60％的患者组织中检测到 HPV-DNA。

放射治疗

许多研究人员认为，宫颈疾病的放射治疗可诱发阴道癌。众所周知，在这种情况下到达阴道的辐射量不足以杀死癌细胞，但足以产生诱变作用。据估计，大约 50％接受辐照的患者可能发展为原位癌发育不良。

阴道腺病史及辅助治疗病史

阴道腺病史很重要，因为一些透明细胞、胃或人乳头瘤病毒（HPV）相关类型的原发性阴道腺癌出现于阴道腺病后；既往接受过任何新辅助治疗（化疗、放疗）的病史也很重要，因为这对肿瘤的病理表现（大体和形态学）有显著影响。

基因突变

E6 和 E7（两种癌基因）之间的分子间相互作用，被称为人乳头瘤病毒相互作用组，调节基因表达谱和细胞内信号通路，并改变上皮细胞的结构。E6 还结合并降解 fas 相关死亡结构域蛋白（FADD），FADD 是一种参与凋亡信号转导的胞质蛋白），抑制 fas 介导的细胞凋亡。所有这些分子变化促进了对程序性细胞死亡的抵抗。Caspases（含半胱氨酸的天冬氨酸蛋白水解酶）是程序性细胞死亡调控网络的主要分子参与者。因此，E6 和 E7 蛋白的持续作用导致细胞异常增殖，致癌基因突变，最终导致阴道癌。

　　此外，子宫环造成的阴道损伤、慢性阴道炎、性行为、分娩创伤、肥胖、阴道化学物质暴露和病毒等都是危险因素。慢性刺激性阴道炎，特别是由于持续暴露于阴道子宫托和人乳头瘤病毒感染等异物，与浸润性阴道癌相关。此外，受教育程度较低和经济条件较差也与较高的阴道癌风险相关。

抗癌食物早知道

吃什么、吃得是否科学对子宫癌症患者尤其重要。很多患者及家属在食物认知上常存在误区，不知如何合理调配饮食以辅助治疗和康复。到底哪些食物对子宫癌症有益呢？笔者为大家做一些介绍，以帮助患者更好地治疗和康复。

谷薯类

小麦：养心安神良品

小麦又名麸麦、浮麦，是重要的栽培谷物。小麦秋种冬长，春秀夏实，具四时中和之气，故为五谷之贵，其在预防保健和治疗疾病当中有着重要的意义。中医学认为，小麦具有养心安神、解热止汗等功效，适用于子宫癌症患者放疗后产生的心神不宁、烦热失眠、肾气不足等症。

有研究表明，摄入多种具有抗氧化性的植物化合物，可降低宫颈癌的患病风险。而小麦富含 β-谷固醇、多糖及类黄酮化合物，这些成分均为弥足珍贵的天然抗氧化和防癌物质，可提高机体免疫力，预防子宫癌症的发生。同时小麦内含有的木酚素，为一种植物雌激素，可与内源性雌激素竞争性结合人体的雌激素受体，发挥类雌激素活性。因此，小麦对激素依赖性宫颈癌及子宫内膜癌具有抑制作用。

现代营养学表明，小麦尤其是全麦粉富含多种营养成分，如维生素 B_1、维生素 B_2、烟酸、锌、锰、铁、钴、硒、膳食纤维的含量均位居于谷类前列。因此，倡导摄入全麦食品对疾病的预防和康复具有极其重要的意义，可作为宫颈癌、子宫内膜癌和阴道癌术后康复的食材。

小麦日常可以煎汤、煮粥或做成面食常服。存放的时间适当长些的面粉比刚磨的面粉品质好，民间有"麦吃陈，米吃新"的说法。面粉可以与大米搭配着吃。

小麦的药用价值也很高，中医名方"甘麦大枣汤"由小麦、大枣、甘草组成，可用于妇人脏燥者，见情绪异常、精神不振、神思恍惚等症，对于出现情志异常、心烦失眠的子宫癌症患者，可常用。漂浮在水面上的干瘪小麦称为浮小麦，止汗力非常好，对自汗盗汗者，常用浮小麦煎水饮用，或者与大枣、黄芪同煎水饮用。民间常将面粉炒成焦黄色，用温水调服，对于脾虚泄泻者，可缓解腹泻症状。

糙米：抑制子宫内膜癌的发生

糙米为去除稻壳保留米糠及胚芽的米，把米糠和胚芽全部除去则为白米。虽然糙米的口感较白米来说差一些，但是其营养价值远远高于白米，其所含维生素、微量元素和无机盐是白米的 1 倍之多。因此，糙米能有效地增加体力和抵抗疾病的能力。中医学认为，糙米具有补中益气、健脾和胃等功能，适用于子宫癌症患者产生的肠胃不和、食欲不振等症状。

有研究表明，糙米内富含植酸，植酸能够增强天然杀伤细胞（NK 细胞）的活性，提高人体免疫力，从而起到防治宫颈癌的作用。同时糙米内所含的木酚素是一种植物雌激素，可与内源性雌激素竞争性结合人体内的雌激素受体，发挥类雌激素活性。因此，对激素依赖性子宫内膜癌有很强的抑制作用。放、化疗后的子宫癌症患者常出现肠道菌群失调现象，影响患者的康复，而现代药理表明糙米能够补充机体能量及 B 族维生素，糙米丰富的膳食纤维和微量元素有利于改善肠道菌群失调，促进术后患者的营养吸收和免疫力提升，适用于宫颈癌患者化疗后的康复食疗。

糙米作为一种补气、补益的食材，其药用价值也很高，出自《食鉴本草》中的食疗方"人参粥"由糙米与人参组成，选用人参末 2 克、冰糖少量、糙米 60 克，将上述材料同置砂锅中煮粥，宜早晨空腹食用，多适用于病后体弱、食少、食欲缺乏者，对于子宫癌手术后患者，需多食补气养血的食物，因此可常用此方。

玉米：预防子宫癌之宝

玉米又名苞谷、苞米，因其丰富的营养价值和保健作用，越来越受到人们的青睐。中医学认为，玉米具有调和开胃、除湿利尿等功效，适用于子宫癌食欲不振、小便不利、血脂过高者。

现代营养学表明，玉米所含糖类远远低于大米，而蛋白质的含量却高于大米。因此，玉米尤其适用于子宫癌兼糖尿病患者食用。摄入多种具有抗氧化性的植物化合物，能提高人体免疫力，进一步降低子宫癌的患病风险。玉米富含的硒能够增强抗氧化物质的活性，如可以增强谷胱甘肽过氧化物酶（GSH-PX）的活性，能够保护细胞免受自由基损害，并通过催化谷胱甘肽（GSH）与致癌物的结合，起到防癌作用。

玉米的药用价值也很高，出自《本草纲目》中的粥疗方"玉米粥"由玉米与大米组成，具有调中开胃、利湿通淋的功效，对于妇科肿瘤术后食欲不振者，可常用。

民间常将玉米榨成玉米汁来食用，玉米汁具有健胃和中、降浊利尿的功效，适用于食欲不振、水湿停滞的患者。

燕麦：高膳食纤维食物

燕麦既可充饥润肠，又可防止各种富贵性、营养性疾病的发生。因此，燕麦在预防保健和治疗疾病当中具有重要的意义。中医学认为，燕麦具有益肝和胃、滑肠通便、敛汗止血等功效，适用于子宫癌食欲不振、便秘腹胀者。

现代营养学表明，燕麦含丰富的维生素 B_1、维生素 B_2、膳食纤维、类黄酮和多酚类化合物。燕麦内所含的类黄酮、镁、多酚类化合物，都可以防止致癌物质对细胞遗传物质的损害，从而达到防癌的效果。因此，燕麦可作为预防子宫癌的理想食品之一。燕麦富含 β-葡聚糖，能增强巨噬细胞与天然杀伤细胞（NK 细胞）的活性，从而有效地吞噬和杀灭癌细胞。燕麦所含的芳香烯化合物阿魏酸、咖啡酸及木酚素，都具有很强的抗氧化及抗肿瘤活性。燕麦内所含的燕麦固醇，能降低雌激素的水平，从而有效地减少子宫内膜癌等激素依赖性癌症的发病率。燕麦是高膳食纤维食物，在消化道中转变为凝胶，延长食物中的糖进入血液的时间，子宫内膜癌综合征（肥胖、高血压、糖尿病）是子宫内膜癌的诱发因素之一，高膳食纤维饮食能有效防止子宫内膜癌综合征的发生，从而进一步防止子宫内膜癌的发生。

燕麦的药用价值也很高，吃法也很简单，如水煮燕麦、开水冲泡、搭配酸奶等，适用于食欲不振的患者，对于子宫癌术后出现食欲不振者，可常用。

红薯：妇科延年益寿佳品

红薯又名白薯、甘薯、地瓜，《本草纲目》指出红薯具有"补虚乏、益气力、健脾胃、强肾阴"功效，"蒸、切、晒、收，充作粮食，使人长寿"。著名医学家李时珍将红薯列为长寿食品，这提示其在预防保健和治疗疾病当中有着重要的意义。中医学认为，红薯具有补脾暖胃、益气生津、润肺滑肠的功效，用于子宫癌症脾胃气虚、营养不良者。

人乳头瘤病毒是诱发宫颈癌、阴道癌最常见的病因，而富含胡萝卜素的食物具有很强的抗病毒能力。红薯含丰富的胡萝卜素，许多临床研究发现，高胡萝卜素摄入量可降低女性宫颈癌的危险性。研究表明，有些类胡萝卜素是维生素 A 的前体，类胡萝卜素具有抗氧化活性，而血液中膳食抗氧化水平越低，人乳头瘤病毒感染的持续时间可能越长。维生素 E、维生素 C 均有助于降低宫颈癌的患病风险，红薯内富含维生素 C 和微量的维生素 E。维生素 C 和微量的维生素 E 通过自身承受活性氧的攻击而使细胞免受侵害，从而起到对子宫癌症的防治作用。

民间常将红薯制作成"红薯粥"，其由红薯与粳米、红糖组成。将红薯洗净，切成小块，放在淡盐水中浸泡 30 分钟，而后将淘净的粳米入锅，加水适量，先以大火煮沸，加入洗净的红薯块，再改小火继续煨煮至红薯烂熟，粥呈黏稠状，调入红糖搅拌均匀即可。红薯粥具有补虚健脾、益气生津、抗癌的功效，适用于因化疗后营养不良的子宫癌患者。

值得注意的是，红薯忌与柿子、番茄、白酒、螃蟹、香蕉同食。

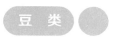

豆 类

大豆：抑制子宫癌癌细胞生长

大豆又名黄豆，营养丰富，被誉为"营养之花"，故被作为养生保健之良品，这提示其在预防保健和治疗疾病当中有着重要的意义。

大豆是一种弥足珍贵的防癌健身食物，富含多种防癌物质，如大豆黄酮、大豆异黄酮、大豆皂苷、大豆多肽、大豆寡糖、植酸、染料木素、金雀异黄酮、蛋白酶抑制剂等。大豆中的大豆异黄酮可抑制肿瘤中血管的生成，使癌细胞得不到营养而凋亡，同时其还能有效阻断癌细胞与正常细胞的信息传递，因此起到抑制癌细胞扩散的作用，从而一定程度上阻止子宫癌的进一步恶化。大豆内所含的染料木素是一种强大的抗氧化剂，它能够在癌症发展中每一阶段都起到干预作用，阻止癌症的进一步恶化。近年来的研究证明，大豆皂苷具有抗氧化、抗病毒、防癌、调节免疫等多种生物功能。体内外实验均有证明，大豆皂苷能抑制各种癌细胞的生长。同时大豆皂苷能促进T淋巴细胞增殖，增强自然杀伤细胞（NK细胞）的活性，提高机体的免疫力，从而起到增强机体杀灭癌细胞的作用。

大豆的食疗价值也很高，中医食疗方"大豆猪肝汤"由大豆、猪肝组成，选取大豆100克，猪肝100克，将黄豆煮至皮裂豆熟时，加入猪肝煮熟即可，患者出现贫血、面色萎黄、营养不良等症状时可食用。

民间常会把大豆打成豆浆喝，这样大豆的营养价值不会流失，而且还可以被人体充分吸收。同时鼓励将大豆与谷类食物混合食用，可较好地发挥蛋白质的互补作用。

现代营养学表明，豆腐含有丰富的蛋白质，被誉为"植物肉"。豆腐内钙、铁含量远高于牛奶，其含有的大豆卵磷脂能降低胆固醇和血液黏度。豆腐中的异黄酮能帮助改善女性内分泌功能，从而降低与雌激素有关的肿瘤如子宫内膜癌的发病风险。

临床中，常常有子宫癌患者会问：豆腐含有的大豆异黄酮，是一种植物雌激素，子宫癌患者能吃豆制品吗？大豆含有植物雌激素异黄酮，异黄酮具有雌激素样作用。但它只是与体内雌激素有相似结构，能够与雌激素受体结合，表现为"类雌激素"活性和抗雌激素活性。它与合成激素是完全不同的物质，并无合成激素的副作用。因此可以正常食用豆制品。

值得注意的是，因为豆制品容易产气加重腹胀，对于宫颈癌晚期有腹胀、腹痛等胃肠道症状者，要少吃豆类。

黑豆：防癌黑珍珠

黑豆又名黑大豆、乌豆，被李时珍称为"肾之谷"，《本草纲目》中记载："服用黑豆，令长肌肤，益颜色，加力气，乃补虚之神秘验方也。"黑豆有豆中之王的美称。黑豆除了直接食用外，还可以制作淡豆豉，是一味中药，具有发汗解表、宣郁除烦的功效。中医学认为，黑豆具有补肾滋阴、补血活血、利水消肿等功效，适用于子宫癌患者中由于盆腔肿瘤压迫导致的下肢深静脉血栓，进而导致的下肢水肿。现代营养学表明，黑豆中含有多种生物活性物质，如黑豆多糖、花色苷、异黄酮等防癌成分，多食黑豆可提升机体的免疫力，预防子宫癌症的发生。

黑豆内所含的植物甾醇可降低雌激素水平，因而能减少激素依赖性宫颈癌和子宫内膜癌的发病率。摄入多种具有抗氧化性的植物化合物，能提高机体的免疫力，降低宫颈癌的患病风险。黑豆内富含的植酸具有明显的氧化作用，同时黑豆含丰富的维生素 E，维生素 E 是最有效的抗氧化剂之一，能够直接杀灭活性氧自由基，诱导超氧化物歧化酶（SOD）、谷胱甘肽过氧化物酶等抗氧化酶的表达，从而达到防治宫颈癌的效果。

黑豆的药用价值也很高，出自《百一选方》的中医名方"黑豆消肿散"，选取黑豆 250 克加水煮至水尽皮干，研磨为细末，同米饭一起送下，适用于营养不良导致的水肿、小便不利、体倦乏力等症，对于因营养不良而体倦乏力的子宫癌患者，可常用。

民间黑豆的吃法有很多，如可以将黑豆磨成黑豆浆服用，或者是用来煮粥、煲汤，还可以直接和肉类搭配，因肉类当中含有丰富的动物蛋白，动植物蛋白质相互补充，促进蛋白质的吸收。

赤小豆：妇科补血消肿之剂

赤小豆又名红小豆，营养丰富，李时珍称之为"心之谷"。中医学认为，赤小豆具有利水消肿、解毒排脓等功效，适用于子宫癌症水肿者。

有研究表明，赤小豆所含的植物固醇具有奇特功能，能降低雌激素含量，从而降低激素依赖性宫颈癌及子宫内膜癌的发病率。赤小豆所含的活性多糖能增强天然杀伤细胞（NK 细胞）及巨噬细胞的功能，从而提高机体的防癌抗癌能力。赤小豆所含的磷酸肌醇具有卓越的防癌效果，据英国伦敦大学的研究者发现，磷酸肌醇即使在极低的剂量下也能有效地阻断癌细胞的血液供给，促使癌细胞凋亡。因此，赤小豆可作为子宫癌预防和术后康复的常用食材。宫颈癌患者容易发生下肢深静脉血栓，导致下肢水肿，晚期子宫内膜癌患者盆腹腔易出现大量腹水，而赤小豆具有利水消肿、解毒排脓等功效。因此，赤小豆是宫颈癌和子宫内膜癌患者常用食物之一。

赤小豆富含膳食纤维，每 100 克赤小豆含膳食纤维 7.5克，比大白菜的含量多 5 倍。膳食纤维被列为继蛋白质、糖类、脂肪、维生素、矿物质、水之后的第七大营养素。膳食纤维能促进益生菌生长、抑制致病菌生长，从而可以调节子宫癌症患者化疗后出现的肠道菌群失调，进一步促进疾病后康复。赤小豆富含维生素 E，每 100 克赤小豆含维生素 E 17 毫克，位居谷物及豆类前列，而适量服用抗氧化剂维生素 E 可清除机体氧化产物，抑制癌症患者化疗后产生的肠道黏膜的缺血性损伤，提高宫颈癌化疗后的营养吸收。赤小豆富含铁，每 100 克赤小豆含铁 159 毫克，对于接受化疗的患者为防止或减轻骨髓抑制引起的血常规下降，主张食用赤小豆预防。

民间常将赤小豆整粒食用，或用于煮饭、煮粥、做赤豆汤。赤小豆的药用价值也很高，中医食疗方"薏苡仁红豆大米粥"，由赤小豆与薏苡仁、核桃仁、无花果、枸杞子组成，选取赤小豆、薏苡仁、核桃仁、无花果、枸杞子各 30 克，红糖 15 克，将上述食材洗净，无花果及核桃仁切碎，共入锅内，加适量水，用大火煮沸，改为小火，煮至豆熟烂即可，此方具有利水渗湿、消肿养血的功效，适合于癌症手术、放疗、化疗引起的体虚亏损者。

绿豆：抑菌抗病毒

绿豆又名青小豆，绿豆可解百毒，能帮助体内毒物的排泄，促进机体的正常代谢，这提示其在预防保健和治疗疾病当中有着重要的意义。中医学认为，绿豆具有清热解毒、利水消肿等功效，适用于放疗后产生热毒偏盛、津液亏损的患者。

宫颈癌根据中医辨证分型，可分为湿热瘀毒证、肝肾阴虚证、肝郁气滞证、脾肾阳虚证四型。子宫内膜癌根据中医辨证分型，可分为肝肾阴虚证、湿毒蕴结证、肝郁气滞证三型。因绿豆具有清热解毒的功效，所以可以适用于宫颈癌和子宫内膜癌中的湿毒蕴结证。宫颈癌患者中 99％的患者伴有高危型 HPV 感染，绿豆中的黄酮类化合物植物甾醇等生物活性物质有一定程度的抑菌抗病毒作用。同时绿豆所含的众多生物活性物质如香豆素、生物碱植物甾醇、皂苷等可以增强机体免疫功能，增加和增强吞噬细胞的数量和吞噬功能。绿豆内所含的低聚糖具有增加免疫的功能，抗肿瘤的生物活性，能有效预防宫颈癌、子宫内膜癌和阴道癌的发生，同时低聚糖能促进双歧杆菌的增殖，从而可以调节宫颈癌、子宫内膜癌、阴道癌患者因化疗导致的肠道菌群失调，进一步促进疾病康复。

对于湿热瘀毒、食欲不振的宫颈癌患者，绿豆可以起到清热解毒的良好功效。中医食疗方"绿豆山药粥"由绿豆、山药、核桃仁、小米、大米、紫米组成，选取绿豆 50 克、山药 15 克、核桃仁 15 克、小米 30 克、大米 30 克、紫米 20 克，将山药去皮切成块，其余食材洗净后放入锅内，加适量水，用大火煮沸，后改为小火，煮至豆熟烂即可。此食疗方具有清热解毒、健脾利湿的功效，适用于湿热瘀毒、食欲不振的宫颈癌患者。

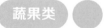

萝卜：干扰素诱生剂

萝卜又名莱菔、萝白，起源于我国，各地均普遍种植，品种繁多，有青皮、绿皮、紫皮、白皮、红皮、青皮紫心、红皮白心，其清香脆嫩，口感纯正，是以蔬代果之佳品。萝卜是防治疾病的良药，在我国民间有"冬吃萝卜夏吃姜，不劳医生开药方"的谚语，提示其在预防保健和治疗疾病当中有着重要的意义。明代药学家李时珍曾赞美萝卜"可生可熟，可菹可酱，可豉可醋，可糖可腊可饭"，是"蔬种最有利益者"。中医学认为，萝卜具有健胃消食、利尿解毒等功效，适用于子宫癌症积食不消、消渴口干、小便不利者。

中国预防医学科学院研究发现，萝卜内含有一种抗肿瘤抗病毒的活性物质，能刺激细胞产生干扰素，名为"干扰素诱生剂"，并且实验证明，此物质对宫颈癌癌细胞有明显的抑制作用。萝卜内所含的吲哚-3-甲醇能显著降低雌激素的生成，从而有效地预防激素依赖性子宫内膜癌。同时萝卜内的莱菔子素、咖啡酸和阿魏酸也具有很强的防癌抗癌功效。

萝卜所含钙、铁、磷的量比梨、橘子、苹果还要高，尤其是维生素C含量比梨和苹果高8～10倍，被誉为"不是水果，胜似水果"；同时每100克萝卜含碳水化合物仅3.8克，是典型的低脂肪低热能食物，针对化疗后子宫癌患者肠道菌群失调的问题，低脂肪饮食有利于改善肠道菌群，进一步促进子宫癌患者康复。

萝卜药用价值也较好，素有"十月萝卜小人参""萝卜赛梨"之说，中医食疗方"萝卜蜂蜜汁"，将白萝卜榨汁，加少许蜂蜜调服而成，是很好的食疗辅助品。为提高萝卜的防癌抗癌效果，有学者建议萝卜应尽量生吃，因为萝卜一旦煮熟，其有效成分全部释放出来。建议每天吃萝卜100～150克，每天或隔天1次。

值得注意的是对于脾胃虚寒及慢性腹泻者不宜多吃萝卜。

大头菜：提高免疫力，预防子宫癌

大头菜四季常青，春食其苗，夏食其心，秋食其茎，冬食其根。大头菜为十字花科植物，有病例对照资料的荟萃分析显示，摄入十字花科蔬菜可有效降低子宫内膜癌的危险性。中医学认为，大头菜具有解毒消肿、下气消食、利尿除湿等功效，适用于子宫癌水肿患者。

大头菜内所含的吲哚-3-甲醇能显著降低雌激素的活性，从而有效地抑制激素依赖性子宫内膜癌。许多临床研究发现，高胡萝卜素摄入量可降低女性宫颈癌的危险性，大头菜内富含胡萝卜素，胡萝卜素有抗氧化活性和清除自由基的能力，血液中膳食抗氧化水平越低，人乳头瘤病毒感染的持续时间可能越长。大头菜含丰富的维生素C和叶酸，叶酸、维生素C均有助于降低宫颈癌的患病风险。此外，宫颈癌患者随着病情进展，经常出现异常阴道出血，通常为接触性出血，早期出血量少，晚期病灶较大，表现为大量出血；化疗后的患者易产生骨髓抑制现象，而大头菜内富含铁元素和叶酸，可以有效减少骨髓抑制现象。

大头菜的食疗价值也很高，中医食疗方"大头菜薏苡仁汤"由大头菜、薏苡仁、小米、胡萝卜组成，选取大头菜100克、薏苡仁80克、小米30克、胡萝卜60克，具体制作方法为：将上述食材洗净，大头菜、胡萝卜切成丝后，所有食材放入锅内，加适量水，用大火煮沸后改为小火，放入调料即可。此食疗方具有健脾利湿、宽中理气的功效。

胡萝卜："小人参"

胡萝卜原产于中亚和北非地区，元代传入我国，现在全国各地均有种植。在我国民间，胡萝卜有"小人参"的美誉。中医学认为，胡萝卜具有补中行气、健脾和胃、消食导滞等功效，适用于子宫癌脾胃虚弱者。

现代营养学表明，每100克新鲜的胡萝卜中含胡萝卜素9毫克以上，比番茄、菠菜高15倍，比生菜高2倍，比菜花高9倍。胡萝卜素是食物中一种重要的抗氧化剂，它能提高机体的免疫功能，清除单氧自由基，胡萝卜素有抗氧化活性和清除自由基的能力，而血液中膳食抗氧化水平越低，人乳头瘤病毒感染的持续时间可能越长。同时，许多临床研究发现，高胡萝卜素摄入量可降低女性宫颈癌的危险性。胡萝卜为脂溶性物质，最好用油炒或与肉共烹调，食后易在肠壁胡萝卜素酶的作用下，转变为维生素A，从而被充分吸收。有专家研究发现，用油脂或肉炖食可保存胡萝卜素93%，炒食则存留达80%，生食或凉拌仅吸收10%，如此看来，以炖食为佳，炒食次之。

胡萝卜的食疗价值也很高，出自《岭南采药录》的"胡萝卜大枣汤"，由胡萝卜和大枣组成，选取胡萝卜150克、大枣15颗、冰糖适量，先将大枣放入温水中浸泡15分钟，再把胡萝卜洗净切块后与大枣一起放入锅内，加入1 500毫升清水，开大火煮上7分钟后转小火熬制1小时，最后放入冰糖略微煮至冰糖溶化即可。此食疗方具有很好的清热解毒功效，对于子宫癌放疗后产生热毒偏盛、津液亏损患者，可常用。

菱角：滋补五脏之物

菱角药用保健价值早为先人所重视，据《名医别录》记载，菱角具有"安中，补五脏，长食可令不饥，轻身"的功效。《齐民要术》中记载，菱角可"安神补脏，养神强志，除百病，益精气，耳目聪明，身耐老"。这也进一步提示其在预防保健和治疗疾病当中有着重要的意义。中医学认为，菱角具有清热解毒、除烦止渴等功效，适用于子宫癌症心烦口渴、积食不化者。

菱角富含有机锗，它能诱导机体生成干扰素，对子宫癌起到防治功效。同时动物实验也证明，菱角能阻止细胞突变和组织异常增生。

民间常将生菱角肉煮成褐色浓汤，每天用20～30个菱角、汤作2～3次分服，可辅助治疗宫颈癌。日常生活中，常将菱角煮茶，取新鲜菱角20枚，洗净，用沸水浸泡片刻，清水冲洗后，连外壳切碎，入锅，加水适量，煎煮2次，每次40分钟，过滤取汁，浓缩至300毫升，过滤的菱角去壳备用。每天2次，每次150毫升菱角汁，当茶饮用，菱角可同时嚼食。本方具有安神补脏、益精抗癌的功效，适用于预防多种癌症。

茭白：解烦热，调肠胃

茭白又名茭笋、水笋、茭白笋，茭白具有奇特的功能，相传武则天产后缺乳，宫内太医束手无策，一位民间医生献出一方——"茭白豆腐炖泥鳅"，食后获得奇效。中医学认为，茭白具有清热解毒、催乳通便等功效，适用于放疗后产生热毒偏盛、津液亏损的患者。

茭白内富含硒，其含量比等量的莴笋高22倍，硒能使细胞中环腺苷酸的含量升高，从而抑制癌细胞中DNA的合成，阻止癌细胞的分裂，适量补充硒，能有效预防子宫癌症的发生。茭白内富含维生素C，而维生素C具有防癌作用已得到国内外学者的肯定。

据《本草纲目》记载，茭白具有"解烦热，调肠胃"的药效，还有解毒利尿的功能，这都说明茭白在食疗上的价值很高。茭白鸭血汤由茭白、鸭血、茭菜、豆腐丝、苦瓜、洋葱组成，选取茭白 50 克，鸭血、豆腐丝、苦瓜、洋葱各 30 克，将上述食材洗净，苦瓜、鸭血切成片，洋葱切成丝，豆腐丝切成段。所有食材放入锅内，加适量水，用大火煮沸，撇去浮沫，改为小火，放入调味料，煮 20 分钟即可。此食疗方具有解热毒、除烦渴、利二便的功效。对于子宫癌症患者出现烦热、消渴、二便不通、黄疸等症者，可常用。

值得注意的是茭白性凉，脾胃虚弱、便溏及腹泻者不宜食用。

芦笋：降低宫颈癌的患病风险

芦笋又名龙须菜，食用部分为刚出土的嫩芽。芦笋不仅营养丰富，而且有惊人的医疗价值。20 世纪 70 年代，人们发现它具有防癌的独特功能，从此身价倍增，成为风靡全球的神奇珍品。因此，芦笋被列为世界十大名菜之一。我国人民将芦笋称为"长命菜"。

现代营养学表明，芦笋富含叶酸，这种 B 族维生素是公认的防癌维生素。实验证明，芦笋有防癌功能，体外实验显示，芦笋对癌细胞的抑制率达 93.7%。芦笋所含的组织蛋白能有效地控制细胞异常生长，使其保持正常生长，从而起到防癌效果。芦笋所含的硒、叶酸及维生素 C 共同作用，筑起一道防癌屏障。研究表明，硒、叶酸和维生素 C 均能有效抑制宫颈癌的患病风险。我国科研人员发现，一定浓度的芦笋原汁对小鼠宫颈癌癌细胞有明显的杀伤作用。

芦笋的食疗价值也很高，出自《食补与食疗》的"凉拌芦笋"，选取新鲜芦笋 150 克，洗净，切丝，在沸水中焯一下，捞出，晾干，加入调料拌匀，具有抗癌、降血压、益气、宁心、利尿的功效，是很好的防癌佳品。

圆白菜：预防子宫癌良蔬

圆白菜又名洋白菜、包心菜，嫩脆细腻、色泽素雅，富含多种营养物质，是一种颇受欢迎的大众菜。中医学认为，圆白菜具有健脾养胃、宽肠通便等功效，适用于子宫癌症胃部疼痛、腹胀便秘、心情郁闷者。

圆白菜是名副其实的防癌抗癌佳蔬。体外实验证明，圆白菜对癌细胞的抑制率高达 91%，因此圆白菜可作为抑制子宫癌症的常用蔬菜之一。圆白菜内所含的吲哚-3-甲醇能改变雌激素的性质，使有活性的雌激素变成惰性物质，对激素依赖性子宫内膜癌具有突出的抑制作用。子宫内膜癌多见于肥胖、糖尿病或糖耐量异常以及高血压的妇女，人们将之称为子宫内膜癌"三联症"，而圆白菜具有减肥、降低胆固醇的作用，因此是子宫内膜癌患者常选用的食物之一。

民间常将圆白菜与番茄做成沙拉，选取圆白菜、番茄、胡萝卜、黄瓜各 100 克，沙拉酱适量。将上述食材洗净，控水，圆白菜切成块，番茄、胡萝卜、黄瓜切成片，共加入大盘内，加入沙拉酱拌匀即可，此食疗方具有润肺止咳、宽中、散瘀的功效。

荠菜：富含膳食纤维，调整肠道菌群

荠菜又名地菜、清明菜、芨菜，是一种药食兼用的时鲜蔬菜，既能治病也能补气养血，古书中谓荠菜糊为"百岁羹"，我国江南一带至今还流传"到了三月三，荠菜可以当灵丹"的谚语，这都提示其在预防保健和治疗疾病当中有着重要的意义。中医学认为，荠菜具有清热解毒、利尿止血、降压明目等功效，适用于子宫癌水肿、尿血，并兼有高血压者。

荠菜含丰富的维生素 C 和黄酮类物质，它们是一对理想组合，相辅相成，能增强彼此的功效，共同肩负起抗病毒、抗癌和延缓衰老的使命，能有效地降低宫颈癌的患病风险。化疗后子宫癌症患者常出现肠道菌群失调，从而进一步影响患者的康复。荠菜含丰富的膳食纤维，膳食纤维能促进肠道内双歧杆菌的生长及繁殖，调整肠道菌群，进而促进患者康复。

荠菜的食疗价值也很高，"荠菜海带汤"由荠菜与海带、黑木耳、山慈菇、虾米组成，选取荠菜 60 克、水发海带丝 30 克、黑木耳（干品）5 克、山慈菇 20 克、虾米 10 克和适当调味品。将上述食材洗净，海带丝切成段，所有食材入锅内，加水适量，用大火煮沸，撇去浮沫，改为小火，煮 20 分钟后，加入调味品即可。此食疗方具有清热解毒、健脾养胃的功效，食欲减退的子宫癌患者，可常用。

民间常将荠菜包成饺子或者做成羹汤食用。

洋葱：抗氧化之王

洋葱又名葱头、球葱、圆葱，中医学认为，洋葱具有健脾和胃、利尿解毒、降低血糖等功效，适用于子宫癌食欲不振、消化不良、感冒咳嗽、小便不利者。

洋葱所含的洋葱素是一种植物杀菌剂，对多种病菌有杀灭作用。洋葱所含的槲皮素是一种强力抗氧化物质，是最有潜力的防癌利器。槲皮素能抑制人体内雌激素依赖性肿瘤细胞的生长。因此，洋葱能有效地预防宫颈癌和子宫内膜癌的发生。洋葱所含的谷胱甘肽，具有抗氧化、抗自由基和清除致癌物的功能，因此人们把它称为"抗氧化之王"，抗氧化物质的摄入能有效地降低宫颈癌的患病风险。化疗后子宫癌症患者常出现肠道菌群失调，进而影响康复，洋葱所含的低聚糖具有增强免疫功能、抗肿瘤的生物活性，同时低聚糖能促进双歧杆菌增殖，调节肠道菌群。

洋葱的药用价值也很高，将洋葱洗净切成细丝，放入砂锅，加水煎煮10分钟，停火后趁温调入蜂蜜，拌匀即成。每天早晚分饮，有助于防癌抗癌、滋阴祛痰、解毒、降血压。

茄子：缓解癌性发热

茄子又名矮瓜、昆仑瓜，一般为球形、椭圆形和圆形，有紫色、绿色和白色3种。中医学认为，茄子具有清热凉血、解毒消肿的功效，适用于子宫癌放疗后热毒痈疮者。

现代营养学认为，茄子营养丰富，钙含量比黄瓜高2倍，比番茄高3倍，紫茄子品质优良，每100克茄子含维生素P 72

毫克，在蔬菜中名列前茅。同时茄子富含维生素 E，含量为茄果之冠。紫茄子皮的防癌活性很强，其效力甚至超过抗癌药物干扰素。动物实验显示，给小鼠饲喂紫茄子汁后，其体内的肿瘤坏死因子含量明显增加，肿瘤坏死因子可增强免疫力，预防癌症。因此，茄子可作为子宫癌患者常用食物之一。紫茄子所含的花色苷能提高机体的免疫功能，抗氧化和清除自由基促进癌细胞凋亡，从而降低宫颈癌患病的风险。

癌症患者常有"癌热"，尤其是放射治疗后，由于癌细胞的大量破坏更易产生热象。而茄子对退"癌热"似乎"情有独钟"，癌症患者发热时食用茄子可退热，其方法是用紫茄子 500 克，加金银花 15 克，蒸熟后加麻油、食盐各少许，拌匀后食用。

番茄：超强的抗氧化性

番茄汁多味美，营养丰富，是以蔬代果的佳品。中医学认为，番茄具有生津止渴、健胃消食、凉血平肝等功效，适于子宫癌食欲不振、消化不良、口腔溃疡者。

番茄富含强力抗氧化物质——番茄红素，番茄红素能清除超氧自由基，保护细胞膜，防止氧化损伤，阻止自由基的生成，从源头上预防癌症。番茄红素还具有杀灭癌细胞的功能。实验证明，在癌细胞的培养基中加入番茄红素，癌细胞逐渐失去活性而凋亡。番茄红素的防癌与抗氧化效力优于维生素 E 和 β-胡萝卜素。番茄是子宫癌症患者常用的食物之一。美国农业部的营养专家通过实验证明在生番茄与炒熟的番茄中，番茄红素的含量相同，其功能效果也基本一致，都具有良好的防癌效果。番茄内所含菌脂色素可以增强人体免疫力，对预防子宫内膜癌具有明显效果。同时，菌脂色素耐热性强，即使加热烹制成菜肴，其损失也很少。

番茄具有很好的药用价值，针对食欲不振，消化不良的癌症患者，可食用番茄汁，每次 200 毫升，每天 2 次；针对病后体弱，食欲不振的癌症患者，可食用番茄炒鸡蛋；针对高血压，眼底出血的癌症患者，每天早晨空腹吃鲜番茄 1～2 个，连吃 1～2 周。

南瓜：全身是宝

南瓜因能代粮充饥，所以又名饭瓜。南瓜全身是宝，其叶、花、根、须、蒂、瓤、子皆可治病，因此又被誉为"宝瓜"。流行病学调查表明，长寿者大多数喜欢吃蔬菜，尤其喜欢吃南瓜和胡萝卜，这提示其在预防保健和治疗疾病当中有着重要的意义。中医学认为，南瓜具有补肝益肺和健脾利尿等功效。

南瓜富含 β-胡萝卜素，β-胡萝卜素具有抗氧化、清除自由基及防癌的作用。多项研究证明，血液中 β-胡萝卜素含量高的人，患癌症的概率比含量低者少 50%。同时，许多临床研究发现，高胡萝卜素摄入量可降低女性宫颈癌的危险性，胡萝卜素有抗氧化活性，血液中膳食抗氧化水平越低，HPV 感染的持续时间可能越长。南瓜富含钼，钼是人体必需的微量元素，钼参与黄嘌呤氧化酶、醛氧化酶的合成，醛氧化酶能消除人体内醛类的毒害作用，清除体内自由基，具有抗癌防癌作用，而抗氧化物质摄入能有效地降低宫颈癌的患病风险。南瓜呈鲜艳的黄色，因为含有一种金黄色的色素即黄体素，其含量甚微但作用不小。黄体素对防癌所做的贡献并不亚于β-胡萝卜素，多项免疫学调查表明，黄体素具有防癌效果，特别对子宫癌具有良好的抑制效果。

南瓜的食疗价值也很高，中医食疗方"南瓜薏苡仁粥"，选取南瓜100克，薏苡仁、枸杞子、核桃仁、龙眼肉各10克，小米、紫米各50克，大枣6枚同煮粥，具有健脾祛湿、补气养血的功效，食欲不振、体质虚弱的子宫癌患者可常食用。

数百年来，由于南瓜甘甜可口，又兼具红薯和蛋黄的香酥味，在民间多以之代粮，常用老熟后的南瓜与粳米（或小米）同煮为饭，称为"南瓜饭"，南瓜还可做成可口的菜肴，并且可以酿酒或做成蜜饯。

苦瓜：植物胰岛素

苦瓜味苦，但有一个最鲜明的特性，它与鸡、鸭、鱼、肉一起烹调时，绝不会把苦味渗透到其他食物中，因此又有"君子菜"的雅号。

苦瓜内所含的脂蛋白，能激活人体的免疫系统，美国堪萨斯大学的学者研究发现，脂蛋白具有类似干扰素的作用，能增强巨噬细胞吞噬癌细胞的能力，此物质对宫颈癌癌细胞有明显的抑制作用。20世纪80年代，中国台湾大学的学者从苦瓜种子中提取出一种胰蛋白酶抑制剂，临床试验证明其有极强的抗癌活性。苦瓜内富含维生素C，每100克苦瓜所含维生素C 125毫克。一种名为"红姑娘"的苦瓜，每100克苦瓜所含维生素C高达344毫克。苦瓜中含有一种可以促进人体糖分分解的生物活性成分，它与胰岛素的作用相类似，可以将人体过多的糖分分解转换成能量，与化学药物相比，苦瓜的这种降糖作用不损害肝肾，且没有副作用，对糖尿病有良好的防治作用，堪称"植物胰岛素"。但通过烹调，苦瓜的降糖作用大为降低，所以糖尿病患者食用苦瓜来治疗和保健，应当以新鲜或生品为主，一般的做法是将苦瓜榨成汁饮用或将苦瓜切片晒干储存，每天用温水泡开当茶饮用，可以起到控制血糖的显著功效，对子宫内膜癌兼糖尿病的患者来说，苦瓜是常用的食材之一。

苦瓜味极苦，性寒，为了避免苦寒伤胃和调适口味，建议苦瓜煮茶时加适量生姜，促进胃肠运化，从而避免因吃寒凉食物过多而引起腹胀、腹痛、腹泻或呕吐。苦瓜含奎宁，会刺激子宫收缩，引起流产，所以孕妇慎食。

柚子：减轻放射性损伤

柚子中富含维生素C，每100克柚子含维生素C 12.3毫克，比橘子的含量高3倍，同时柚子当中还含丰富的维生素P、钾、钙、镁等营养成分。研究表明，多食柚子有利于补充多种维生素和微量元素，摄入多种具有抗氧化性的植物化合物，从而降低宫颈癌的患病风险。柚子内所含的柚皮苷与d-柠檬烯，具有抗氧化、抗自由基、防癌作用。同时柚子种子中所含的柠檬苦素是一种良好的防癌成分，柚子汁是一种理想的防癌饮料，因为在榨取果汁时，柚子种子破碎，柠檬苦素也就溶于果汁当中。叶酸、维生素C均有助于降低宫颈癌的患病风险，而柚子当中富含叶酸和维生素C，维生素C能促进人体内谷胱甘肽的合成。柚子所含的柚皮苷可防止放射性损伤，因此子宫癌症患者放疗前饮用柚子汁可减轻不良反应。

日常生活当中常常将柚子生吃，或捣汁服用，或蒸熟食用，柚子果肉可以生津止渴，而果皮切碎后泡茶饮用可以理气化痰。果肉和果皮一起食用最好的方法是制成"蜂蜜柚子茶"，将柚子切成小块放入锅中，加水煮沸，然后加入冰糖、蜂蜜煮沸，直到浓到可以泡茶，还可通过加料制成"枸杞蜂蜜柚子茶""大枣蜂蜜柚子茶"。

苹果：全方位的保健之果

苹果外形美观，色泽艳丽，酸甜适中，清香可口，深受人们的喜爱。苹果具有降低血脂，保护心脑血管，减肥，稳定血糖，防治病毒性感冒等功效。因此，人们把它称为"全方位的保健之果"，在民间素有"每天吃苹果，疾病不找我"之说。

医学研究表明，多食苹果有利于补充多种维生素和微量元素，摄入多种具有抗氧化性的植物化合物，可降低宫颈癌的患病风险，苹果内富含果糖、钾、苹果酸、柠檬酸、枸橼酸、果胶等营养成分，还富含硼、多酚、槲皮素等有益成分。苹果还能促进机体内干扰素生成，干扰素能增强机体免疫功能，抑制癌细胞增殖，阻止癌细胞生长和转移。

苹果的食疗价值也很高，中医食疗方"苹果楂枣粥"由苹果与山楂、大枣、粳米组成，选取苹果1个（300～400克）、山楂（干品）15克、大枣10枚、粳米150克，苹果洗净，去皮核切碎，与淘洗干净的山楂、大枣、粳米一起，加水煮成粥即可，具有补虚健脾、除瘀消积的功效，消化不良兼有高血压的子宫癌患者可常食用。

日常生活当中常将苹果生服，或捣汁服，或煮熟食用。

大枣：养血安神之宝

大枣自古以来被列为五果（桃、李、梅、杏、枣）之一，其历史悠久，从古至今，我国人民一直把它视为滋补保健佳品，既可代粮充饥，又能治病养人。大枣能安中养脾，助十二经，补五脏，通九窍，在民间素有"每天吃三枣，年长不显老"之说。中医学认为，大枣具有补脾和胃、养血安神、益气生津等功效，适用于子宫癌脾胃虚弱、血虚萎黄、倦怠乏力者。

鲜枣当中富含维生素 C，研究表明维生素 C 有助于降低宫颈癌的患病风险。研究显示，大枣的热水提取物对宫颈癌细胞的生长有明显抑制作用，抑制率高达 90％以上。子宫内膜癌和阴道癌患者经过化疗后易产生骨髓抑制现象，大枣具有补血的作用，化疗后患者可以多食大枣。大枣内富含环腺苷酸（cAMP），环腺苷酸在机体的生命活动中具有极其重要的作用，许多激素都是通过它而发挥作用，其影响酶的生成及活性，调节机体的物质代谢。环腺苷酸具有十分奇特的功能，它能使癌细胞发生逆转，使其转化为正常细胞，这提示大枣在预防和治疗子宫癌当中的应用价值。

日常生活当中常常将大枣生食，或煮粥食用；也常常选择与莲子、龙眼、白木耳等一起煲汤食用。大枣的食疗价值也很高，大枣薏苡仁粥由大枣与薏苡仁、紫米、小米、茯苓、核桃仁、枸杞子组成，选取大枣 6 枚，薏苡仁、紫米、小米各 30克，茯苓 15 克，核桃仁、枸杞子各 20 克，将上述食材洗净后入锅，加水适量，用大火煮沸，改为小火，煮至米熟烂即可，具有健脾和胃、利水消肿的功效，体质虚弱的子宫癌患者可常食用。

 畜肉、水产品、乳类

牛肉：高蛋白、益气血

牛肉不仅可烹饪制作成美味佳肴，而且具有宝贵的医疗价值，《本草纲目》就指出，牛肉能"安中益气、养脾胃，补虚壮健、强筋骨，消水肿、除湿气"。中医学认为，牛肉具有补脾胃、益气血、强筋骨的功效，适用于宫颈癌晚期患者。

现代研究表明，牛肉富含肌氨酸，牛肉中的肌氨酸含量比任何其他食物都高，肌氨酸对增长肌肉、增强力量特别有效。牛肉含维生素 B_6，人体对蛋白质的需求量越大，饮食中要增加的维生素 B_6 就越多，而牛肉含有足够的维生素 B_6，可增强机体免疫力，促进蛋白质的新陈代谢和合成，从而有助于身体的恢复。对于晚期宫颈癌患者，牛肉是很好的高蛋白、高热量的食物。

日常生活当中可将牛肉炒食、炖食。同时，为了便于烹调，可以先把洗干净的牛肉切成小块，放入开水中焯一下，去掉浮沫。然后把焯好的牛肉取出来，加入山楂和其他佐料后，放入清水中小火慢炖，注意山楂的量不要过多，一般 250 克牛肉配上 2～3 颗山楂就比较美味，这样不仅可以使牛肉口感细嫩，而且不会影响其他佐料的效果，更不会破坏牛肉的营养。

鲈鱼：抑制癌症化疗后肠炎

鲈鱼又名花鲈，因其肉质洁白如雪，味道极其鲜美而深受大众喜爱。

鲈鱼富含维生素 A，维生素 A 有助于降低宫颈癌的患病风险，而子宫癌患者化疗后周围正常组织细胞容易受损，可能出现肠炎和肠道菌群失调等症状，适量服用抗氧化剂（维生素 A）可清除机体氧化产物，抑制肠道黏膜的损伤，提高营养吸收。鲈鱼内富含 ω-3 脂肪酸，如二十碳五烯酸（EPA）、二十二碳六烯酸（DHA），可调节肿瘤相关基因表达，抑制肿瘤的发生和转移，阻止肿瘤细胞的生长，促进肿瘤细胞的凋亡。化疗后的患者肠道较为脆弱，可能会出现肠炎等症状，而 ω-3 脂肪酸能有效抑制肠炎、调节细胞免疫功能。鲈鱼也富含硒，硒能激活 T 淋巴细胞，促使免疫球蛋白和抗体生成，从而起到预防子宫癌的作用。

鲈鱼吃法多样，常用来炖汤，适用于体质虚弱的子宫癌术后患者。

鲫鱼：清除自由基，防治子宫癌

鲫鱼为淡水鱼中的上品，肉质细嫩，清香味美，有"鲫鱼脑壳赛人参"之说，自古以来鲫鱼是产妇催乳的佳品。中医学认为，鲫鱼具有益气健脾和利水消肿的功效，适用于子宫癌症脾胃虚弱、纳少无力、肢体水肿者。

宫颈癌患者放化疗中出现腹泻者应多食用富含钾的食物，鲫鱼内富含钾，同时钾能使人体内多余的钠排出，具有降低血压的作用。鲫鱼堪称小型营养库，鲫鱼富含蛋白质、必需氨基酸、维生素、微量元素、矿物质，是一种营养丰富的滋补佳品。因此，鲫鱼适用于子宫癌症术后患者食用。鲫鱼含丰富的硒，硒的防癌作用雄居其他防癌元素之冠，它能降低致癌因子的诱变能力，保护组织细胞的正常分化、防止脂质过氧化、保护生物膜不受损伤，阻止突变。硒具有抗氧化、清除自由基的功能，能抑制癌细胞的生长，促进其死亡。因此，鲫鱼是子宫癌可选择的良好食物之一。

鲫鱼的食疗价值也很高，日常生活当中常将鲫鱼和赤小豆炖汤，选取鲫鱼 1 条，赤小豆 30 克。将鲫鱼去鳞、鳃、内脏，和赤小豆一起放入锅内，加适量水，用大火煮沸，改为小火，加入适量食盐调味即可，适合于营养不良、水肿、腹水的子宫癌患者。

鲍鱼：抑制子宫癌癌细胞

鲍鱼肉质鲜美，是海产八珍（海参、鱼翅、鲍鱼、干贝、螃蟹、海虾、乌贼、比目鱼）之一，素有"海珍之冠"的美誉。

宫颈癌患者中 99％的患者伴有高危型人乳头瘤病毒感染。鲍鱼中含有的鲍灵素Ⅰ、鲍灵素Ⅱ，具有很强的抗病毒和抗菌作用。因此，鲍鱼对癌细胞具有较强的抑制作用。鲍鱼内含丰富的硒，硒具有抗氧化、清除自由基的功能，能抑制癌细胞的生长，促进其死亡。因此，鲍鱼是子宫癌患者可选择的良好食物之一。

民间常将鲍鱼清蒸或煮粥。选取鲍鱼 1～2 个、姜片 3 片、葱 2 根、金针菇 2 克、香菇 1 个、芹菜 2 根、大米 1～2 杯、水 4 杯，将鲍鱼洗净，放入清水中浸泡 1 天后（可置于冷藏），大火煮至沸腾后改为小火熬煮 2～3 小时，待鲍鱼软化后再浸泡半天，最后取出鲍鱼切成薄片待用，金针菇切段、香菇切片、芹菜切成末后，将米洗净加入水 4 杯，先以大火煮沸后改小火，加入鲍鱼片续煮约 30 分钟，再加入金针菇、香菇、芹菜末与所有调味料拌匀煮熟即可。

酸牛奶：调节子宫癌化疗后肠道菌群

酸牛奶是以新鲜牛奶为原料，经过巴氏杀菌后再向牛奶中添加有益菌（发酵剂），经过发酵后，再冷却罐装的一种奶制品，是一种具有独特风味的营养保健食品。酸牛奶完全保存了牛奶中所含有的营养成分，而且还添加了游离氨基酸、可溶性钙、维生素 B_1、烟酸等有益物质。中医学认为，酸牛奶具有强筋健骨、生津润肠、益寿延年等功效，适用于子宫癌病后体弱、骨质疏松、消化不良者。

美国加州的学者研究证明，每天喝 240 毫升酸牛奶，能使血液中的干扰素含量增加，干扰素具有抗癌作用，同时酸牛奶能激活机体内的巨噬细胞，巨噬细胞也能够吞噬癌细胞。因此，酸牛奶是子宫癌患者可选用的食物之一。化疗后的宫颈癌、子宫内膜癌、阴道癌的患者常出现肠道菌群失调，从而进一步影响康复，而酸牛奶中的乳酸菌及乳酸菌的产物大肠埃希菌、金黄色葡萄球菌、沙门杆菌和肠道腐败菌具有显著的抑制作用，能进一步调节肠道菌群，使肠道菌群保持平衡。

日常生活当中常直接饮用酸牛奶。

枸杞子：药食两用佳品

枸杞子又名天精、山枸杞，其果实饱满，色泽鲜艳，营养丰富，是药食两用的佳品。中医学认为，枸杞子具有滋肾益精、养肝明目、养阴润肺等功效，适用于子宫癌阴阳俱虚、头晕目眩者。

枸杞子所含的有机锗能诱导机体分泌干扰素，增强巨噬细胞的活性，从而杀灭癌细胞。体外实验也证明，枸杞子提取液对癌细胞有直接杀伤作用，能使癌细胞破裂，而对正常细胞无任何损害。因此，枸杞子可作为子宫癌患者常用食物之一。枸杞子中含丰富的β-胡萝卜素，其可以在体内合成维生素 A。

日常生活中枸杞子的服用方法也比较简单方便，可以将枸杞子直接泡水当茶饮用，也可以将枸杞子生食、煎汤、煮粥服用。其色鲜艳，味甜，不腻不燥，口感好。枸杞子需要长期坚持服用才能见效，但任何补品都不可过量食用，一般来说正常的成年人每天吃 15 克左右的枸杞子较为宜。枸杞子的食疗价值也很高，枸杞子泡茶，或者与莲子、核桃等煮成粥或加入煲汤等均可。

山药：健脾补肺、固肾益精

山药不仅营养丰富，而且是一味良药。早在 2 000 多年前医圣张仲景就有用山药治病，中医学认为，山药具有健脾补肺、固肾益精等功效，适用于子宫癌脾胃虚弱、倦怠无力、腰膝酸软者。

近代研究发现山药全身都是宝，含有多种微量元素，如钾、黏蛋白，还含有淀粉酶、淀粉糖化酶、皂苷、游离氨基酸、植酸等，这也进一步提示其在预防保健和治疗疾病当中有着重要的意义。山药内含有一种干扰素的诱导物质，能促进干扰素的分泌，从而增强机体的免疫力，提高防治子宫癌症的功能。山药内含有的多糖能促进细胞因子的生成，激活补体系统，促进抗体产生，从而进一步增强防治癌症的作用。

山药的食疗价值也很高，"山药枸杞粥"取山药 50 克，枸杞子、核桃仁、芡实、赤小豆、葡萄干各 10 克，大枣 6 枚。将上述食材洗净后入锅内，加适量水，用大火煮沸，改为小火，煮至豆熟烂，加入适量的蜂蜜调味即可，具有健脾益胃、利水消肿的功效，女性更年期宜多食用，常年食用山药能达到延年益寿的效果。

黑芝麻：维生素 E 的宝库

黑芝麻又名胡麻、油麻、乌麻、脂麻，是生活中美味的食物，也是一味气血双补的良药，《本草纲目》称"服（黑芝麻）至百日，能除一切痼疾。一年身面光泽不饥，二年白发返黑，三年齿落更"，这提示其在预防保健和治疗疾病当中有着重要的意义。中医学认为，黑芝麻具有滋养肝肾、养血、润肠通便等功效，适用于病后体虚者。

一些研究表明，摄入一些抗氧化的物质能够降低子宫癌的患病风险。黑芝麻富含维生素 E，其维生素 E 含量居于植物性食物之首，维生素 E 是一种天然的抗氧化剂，它能够抑制过氧化物和环氧化物的产生，还能捕捉自由基，保护细胞膜，提高宫颈癌化疗后的营养吸收。黑芝麻内所含的木质素也具有抗氧化、抗自由基、抗肿瘤活性，同时其还能增加巨噬细胞吞噬癌细胞的功能。因此，黑芝麻能有效地预防子宫癌的发生。黑芝麻富含花色苷，它能拮抗机体内雌激素的促癌作用，抑制肿瘤组织血管增生，促进癌细胞的凋亡。因此，黑芝麻可抑制激素依赖性宫颈癌和子宫内膜癌。

黑芝麻的食疗价值也很高，"黑芝麻桑葚糊"由黑芝麻与桑葚、大米、白糖组成，选取黑芝麻、桑葚各 60 克，大米 30 克，白糖 10 克。将大米、黑芝麻、桑葚分别洗净、捣烂，锅内放清水 3 碗，煮沸后放入白糖，再将捣烂的米浆缓缓倒入碗中，煮成糊状即可。此糊补肝肾、润五脏、清虚火，经常服用可治病后虚羸等症。

薏苡仁：妇科除湿良品

薏苡仁又名薏仁、薏米，药食兼用，既是一种优良的营养品，又是一味常用的良药。我国古代《神农本草经》中将其列为上品，其性微寒而不伤胃，益脾而不滋腻，是一味清补利湿之佳品，对于久病体虚者更为适用。薏苡仁在古代被人们视为大自然的珍品，用于祭祀；现代人则把它当作保健防癌佳品。

现代营养学表明，薏苡仁营养丰富，其蛋白质的含量高于大米，同时人体内必需的赖氨酸、色氨酸、亮氨酸的含量也极其丰富，还富含钾、镁、铁、硒、烟酸等营养成分。薏苡仁富含有机锗，它能诱导机体产生干扰素，提高机体免疫力，从而对子宫癌产生防治效果。薏苡仁所含的薏苡酯和薏苡内酯，具有广谱防癌的效果，对宫颈癌具有强有力的抑制作用。

薏苡仁是利水渗湿良药，宫颈癌湿热瘀毒兼脾虚者可以常食用薏苡仁，如薏米菱角粥。因此，薏苡仁对此类患者而言，可作为很好的食疗辅助品。

薏苡仁的药用价值也很高，日常生活中常使用的药膳方"赤小豆薏米山药粥"，由薏苡仁、赤小豆、山药组成，将薏苡仁、赤小豆洗净，加温水浸泡一夜，山药洗净，锅内加入足量的水，下入薏苡仁和赤小豆煮 20 分钟后，下入大米再煮半小时左右至熟烂即可，具有利水渗湿、消肿养血的功效，尤其适宜湿气重、贫血的女性食用；对于子宫癌术后出现贫血者，可常用。对于水肿、睡眠不佳的女性，还可制成薏苡仁茶，同时加入大枣与枸杞子，可起到利水消肿、养血安神、健脾化湿的功效。

黄精：宫颈癌术后补益良药

黄精又名黄鸡菜、鸡爪参，明代医家李时珍曾说："黄精为服食要药，故《别录》列于草部之首，仙家以为芝草之类，以其得坤土之精粹，故谓之黄精。"这提示其在预防保健和治疗疾病当中有着重要的意义。中医学认为，黄精具有补气养阴、健脾、益肾等功效，适用于宫颈癌术后食欲不佳、久病体虚者。

子宫癌患者可以服用黄精。黄精属于补益类的药物，具有气阴双补的作用，可以治疗肾精不足所引起的病症。癌症患者到后期往往会出现伤阴的病症，采用黄精入药能够起到滋补肾阴、益肾精、提高机体免疫力以及对症治疗的作用，所以宫颈癌患者服用黄精是有好处的。

中医食疗方"黄精炖猪肉"由黄精60克、猪瘦肉500克、精盐、料酒、葱、姜、胡椒粉适量组成。先将猪肉洗净，放入沸水锅中焯去血水，捞出切成块。黄精洗净切片，葱、姜拍破。将肉、黄精、葱、姜、料酒、盐同放入锅中，注入适量清水用武火烧沸，然后改文火炖至肉熟烂，拣去葱、姜、黄精，用盐、胡椒粉调味即成。该汤用猪肉以补肾养血、滋阴润燥，常可治疗肾虚精亏、脾胃虚弱、病后体弱、血虚等症，对于子宫癌术后患者可常用。

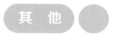

其他

栗子：补益作用不可小觑

栗子又名板栗、栗果、毛栗，栗子与大枣、柿子并称为"铁杆庄稼"和"木本粮食"。栗子具有补肾壮腰和健骨强筋的功效，被称为"肾之果"。其富含蛋白质、维生素、微量元素、无机盐，其滋补和养生价值与人参、黄芪、当归相媲美。中医学认为，栗子具有养胃健脾、补肾强筋、增加食欲等功效，适用于子宫癌食欲不振、体质虚弱者。

栗子富含维生素E，适量服用维生素E可清除机体氧化产物，并抑制肠道黏膜的缺血性损伤，提高宫颈癌化疗后的营养吸收。栗子富含槲皮素，它能够增强人体免疫力，诱导抑癌基因 $p53$ 表达，抑制肿瘤组织血管增生，促进癌细胞凋亡，诱导癌细胞良性分化。因此，栗子适用于子宫癌患者食用。放、化疗中出现腹泻的宫颈癌患者可多食用富含钾的食物，而栗子富含钾，每 100 克栗子含钾 403 毫克，是大米的 4 倍。

栗子的药用价值也很高，针对宫颈癌、子宫内膜癌、阴道癌等相关癌症患者病后术后体虚者可选用栗子、核桃仁、黑芝麻各 100 克，枸杞子、龙眼肉各 30 克。捣碎为泥，装入瓶中，早晚各服 10 克。

核桃：益寿养生干果

核桃又名胡核桃，是世界四大干果（扁桃、腰果、榛子、核桃）之一，营养丰富，是一种高级滋补佳品，在我国民间素有"长寿果""万岁王"和"养人之宝"的美誉。同时因其能提神醒脑、增强记忆力，因此人们把它称为"益智之果"。

研究表明，摄入一些抗氧化物质能够降低子宫癌症的患病风险。核桃内含丰富的锰，锰被称为"益寿元素"，是超氧化物歧化酶（SOD）的必需成分，超氧化物歧化酶则具有抗氧化、抗自由基及防癌的功能。同时核桃富含维生素 E。适量服用维生素 E 可清除机体氧化产物，并抑制肠道黏膜的缺血性损伤，提高宫颈癌化疗后的营养吸收，维生素 E 是一种天然的抗氧化剂，它能够抑制过氧化物和环氧化物的产生，还能捕捉自由基，保护细胞膜，从而有效地预防子宫癌的发生。

银耳：菌中防癌之冠

银耳又名白木耳、雪耳，为银耳科植物，是寄生于朽木上的一种食用菌。因它色泽如银，故称银耳，有"菌中之冠"的美称。银耳在中医学宝库中久负盛名，历代医学家都认可银耳具有良好的医疗价值，是一种珍贵的滋养性食物及补药。中医学认为，银耳有滋阴润燥、益气养胃等功效。

现代营养学表明，银耳营养丰富，含丰富的微量元素，它所含的锌、铁、钴、硒都高于蔬菜和水果。银耳所含的多糖能提高肿瘤细胞中环腺苷酸（cAMP）的含量，形成抑制癌细胞分裂和增殖的内环境，阻止癌症的进展和转移。银耳多糖还能增强人体巨噬细胞的吞噬能力，提高对癌细胞的杀伤力并增强机体的免疫功能，显著地抑制肿瘤细胞中脱氧核糖核酸的合成，从而起到防癌抗癌的效果。因此，银耳可作为子宫癌患者的常用食物之一。另外，银耳能兴奋骨髓造血功能，所含的铁可被机体吸收制造血红蛋白，银耳对子宫肿瘤放、化疗引起的造血系统的不良反应有良好的治疗作用。

银耳的食疗价值也很高，如"银耳龙眼汤"由银耳、龙眼肉、核桃仁、枸杞子、冰糖组成，取水发银耳 20 克、龙眼肉 15 克、核桃仁 25 克、枸杞子 10 克、冰糖 20 克，将上述食材洗净后放入锅内，加适量水，用大火煮沸，改为小火，煮 30 分钟即可，具有滋阴养气、养血润燥的功效，对于气血不足、脾胃虚弱的子宫癌患者可常用。日常生活中可以将银耳做成羹或者凉拌食用，如银耳莲子羹。

黑木耳：和血养血

黑木耳营养丰富，味道鲜美，故有"素食之王"的美誉，同时黑木耳也具有很好的医疗保健作用。中医学认为，黑木耳具有润肺补脑和生血养荣等功效，适用于久病贫血患者。

黑木耳所含的多糖能提高人体内超氧化物歧化酶（SOD）、谷胱甘肽过氧化物酶（GSH-Px）的活性，从而有效清除自由基，保护细胞膜，起到防癌的效果。我国学者研究证明，黑木耳能提高人体的免疫功能，具有防癌抗癌作用，尤其对宫颈癌有明显疗效。美国科学家实验证明，黑木耳所含抑制血小板聚集的水溶性低分子物质可影响凝血过程，而癌症的病因病机之一是癌症患者血液循环处于高凝状态，癌细胞周围有大量纤维蛋白聚集。因此，多食黑木耳有利于癌症患者的康复。

黑木耳的药用价值也很高，李时珍秘方"黑木耳六味汤"，由黑木耳与当归、白芍、黄芪、甘草、陈皮、龙眼组成，具有补气血、凉血止血、润燥利肠的功效，阴道癌和子宫内膜癌患者可常用。中医食疗方"黑木耳大枣饮"由黑木耳、大枣、红糖组成，选取黑木耳（干品）5克，大枣、红糖各20克。上述食材加水煎汤服用，早晚分服，有防癌抗癌、和血养血、益气润肺的功效，适用于宫颈癌的调养。

四
中医智慧：辨证调饮食

现今我们常将子宫癌作为一种慢性病看待，这就不得不提到饮食因素的重要性。人体依赖五谷充养，疾病的发生、转归无不与我们每天入口的食物有关。中医常说，药食同源，很多时候我们仅通过改良饮食习惯就能起到防治子宫癌的良效。由此，我们一起来看看食物是如何帮助我们远离子宫癌的吧。

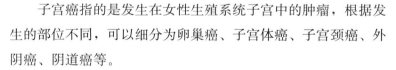
中医对子宫癌病因病机的认识

子宫癌指的是发生在女性生殖系统子宫中的肿瘤，根据发生的部位不同，可以细分为卵巢癌、子宫体癌、子宫颈癌、外阴癌、阴道癌等。

古代其实并没有子宫癌这一病名，所以当我们考究古代医家对子宫癌的认识时，一般是通过常见症状来分辨。妇科肿瘤的主要表现不外乎发热、消瘦等全身性症状，而局部症状又有肿块突起等癌肿自身表现，以及由此引发的其他症状，比如出血、疼痛、带下、不孕等。通过对这些常见症状的掌握，再去翻阅古文，便很容易地梳理出诸如"阴菌""阴茄""阴蕈"

"阴中息肉""石瘕""积聚""肠覃""鬼胎""小肠风""蚀疮""翻花疮""印匿"等病名,与我们所讨论的妇科肿瘤有着较为密切的联系。其中,"菌""茄""蕈""瘕""胎"等表示突凸隆起的形态,而"阴""肠"则表明病灶发生于小腹或阴部。

自古以来,中医学在认识子宫癌时往往是统而言之,并不像现代医学以解剖学为依据,将其分类得精细,所以在病因病机方面也常将其视作一个统一的疾病来论述。

《灵枢·水胀》曰:"石瘕生于胞中,寒气客于子门,皆生于女子,可导而下。"《女科经纶》云:"妇人之病,有异于丈夫者……多挟血气所成也。此为胞中恶血,久则积成血癥。"妇科癥瘕我们一般认为是腹中结块而为病,癥与瘕,虽然都是结块的一类病证,但其性质不同:癥,坚硬成块,固定不移,痛处固定,病属血分;瘕,积块质地并不坚实,推之可移,痛处不定,病属气分。古今多将癥瘕并称。

《三因极一病证方论》曰:"多因经脉失于将理,产褥不善调护,内伤七情,外感六淫,阴阳劳逸,饮食生冷,遂致营卫不输,新陈干忤,随经败浊,淋露凝滞,为癥为瘕。"子宫癌的发生,多是肝、脾、肾三脏功能失衡,正气不足,又有风、寒、湿、热之邪或七情、房事、饮食所伤,脏腑功能失调,导致体内气滞、瘀血、痰湿、湿热等病理产物聚结于冲任二脉、胞宫、胞脉,蓄积日久而化生癥瘕,所以中医常说,癥瘕是"本虚标实"之病。

在何裕民教授40余年的临床研究中发现,肿瘤的发生大多有着"同花顺"的规律,即一连串相关因素,如基因变异、持续压力、免疫偏差、饮食不当、代谢失衡、神经内分泌功能素乱等，另外，加上环境污染、个人嗜好不良（抽烟酗酒）等，再遭遇某些小概率事件，诱发了"蝴蝶效应"，最后促成了肿瘤的发生。

子宫癌的形成不外乎此，单一的因素并不足以解释一个复杂的疾病，这其中往往涉及多个因素或环节。越来越多的研究表明，除去基因、饮食、环境因素外，子宫癌的发生与社会心理因素有着紧密的联系。

当代社会中，女性往往面临着家庭、工作等多方面的压力，人际关系处理不当，长期的精神情绪刺激，不良的生活方式和行为模式，日积月累地造成机体神经、内分泌及免疫功能的紊乱和变化，引起免疫功能的低下，抗病能力的减弱，诱使细胞突变而发生肿瘤。这些心理问题并不一定都是爆发式的，有些甚至连本人都不曾察觉，但在时间上却是持续不间断、潜移默化的。我们现代人常说的"精神内耗"大致就是这个含义，生活中的一些不可避免的琐事，千丝万缕地拉扯着神经，使人无法全然放松下来，长期处于一种焦虑状态。

中医学讲，女子以肝为先天，而肝在志为怒，肝喜调达而恶抑郁。通俗来讲，肝在女性身心健康中尤为重要，而焦虑抑郁等情绪对肝的生理特性会造成诸多不良影响，这在现代医学研究中也得到了诸多论证。

目前，对于子宫癌的治疗，大多采取手术切除的方法，保守治疗也无非是应用激素药物，而这些治疗措施背后往往存在着肿瘤复发、肿瘤体积反弹、影响女性生育、引起内分泌紊乱等问题。因此，对于子宫癌的防治，我们应当更重视从改变"肿瘤体质"的预防层面入手，远离危险因素，改善生活习惯，从根本上阻绝肿瘤发生的源流。

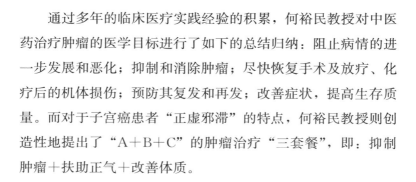

通过多年的临床医疗实践经验的积累，何裕民教授对中医药治疗肿瘤的医学目标进行了如下的总结归纳：阻止病情的进一步发展和恶化；抑制和消除肿瘤；尽快恢复手术及放疗、化疗后的机体损伤；预防其复发和再发；改善症状，提高生存质量。而对于子宫癌患者"正虚邪滞"的特点，何裕民教授则创造性地提出了"A＋B＋C"的肿瘤治疗"三套餐"，即：抑制肿瘤＋扶助正气＋改善体质。

"A＋B＋C"的肿瘤治疗"三套餐"

A——抑制肿瘤。中医学理论认为，子宫癌的发生，一般是外感邪气、内伤七情、冲任失调等因素造成了脏腑阴阳失调，进而形成了气滞血瘀、痰凝湿聚、邪毒内蕴的邪实病机。瘀血、痰浊凝结而形成的肿块或体内未清除的亚临床病灶及癌细胞，又进一步成为内源性的致病毒邪，它阻滞气机、损伤冲任、消耗正气、破坏脏腑组织的功能活动，是发病的主要根源。所以，抑制肿瘤、祛除邪气、清除病根是治疗的首要目标。现代药理学研究也证明，许多祛邪攻毒类中药对癌细胞具有杀伤抑制、诱导凋亡等作用。这为祛邪法在肿瘤治疗方面提供了有力的科学支撑。

祛邪法抑制肿瘤，可以依据病邪性质不同，制定不同的治法和方药。若要清热解毒，可用半枝莲、白花蛇舌草、蒲公英、龙葵、石上柏等；若要理气化瘀，常用木香、三七、吴茱萸、枳实、郁金、瓜蒌壳等；若要除痰消癥，喜用半夏、茯苓、垂盆草、虎杖、莪术、乳香、没药等。

B——扶助正气。中医讲："正气存内，邪不可干"，而女性本就是"多虚多瘀"的体质。正气不足，抗御病邪和维持机体阴阳平衡的能力减弱，是子宫癌发生的内在依据。现代研究发现，肿瘤患者免疫功能低下，而低下的免疫功能状态又对治疗起很大的限制作用。正气不足，邪毒无制而亢盛，进一步损耗正气，形成恶性循环，加速病情恶化，阻碍患者的康复。同时，这也是许多女性患者出现精神不振、疲乏无力、月经不调、面色不华、消瘦等临床症状的病机所在。因此，扶助正气是子宫癌治疗的重要环节。正气旺盛，才能有效地祛邪外出，从而进一步修复邪气对机体所造成的病理损伤。越来越多的研究证明，补益类中药，不仅能够提高机体免疫能力，有些还具备直接杀伤癌细胞的功能，并通过对放疗、化疗的增效减毒及对多药耐药的逆转作用而发挥协同抗癌作用。

扶助正气主要从益气、养阴、健脾、补肾几个方面着手，常用中药材有黄芪、人参、灵芝制品（埃克信、灵芝精片）、麦冬、生地黄、白术、麦芽、枸杞子等。

A与B的联合应用充分体现了中药配伍中祛邪不伤正，扶正不留邪的理念，使邪去正安，相得益彰。

C——改善体质。机体内环境的失序紊乱是肿瘤发病的重要条件。体质偏颇、阴阳失调是其重要的病理基础。体质是病情演变的基调背景和重要物质基础。所以，改善病理性体质，仍是治病之本。否则，即使切除了病灶，而病理体征依然存在，难免会成为下次发病的基础。所以，改善体质，是从根本上铲除病症、防止复发和再发的关键。

临证时，何裕民教授主要是从患者的体型、脏腑功能的状态，机体阴、阳、气、血、津液等方面来把握其体质特征，以作出相应的判断，进而辨证论治。

何裕民教授有位患者，78岁时下身出现了恶露、血样的东西。其子女第一时间就带她到何裕民教授这儿来就诊，当时怀疑她是宫颈糜烂、宫颈癌，经检查最后确诊为晚期鳞癌，并且已经粘连了，只能做姑息性手术加放化疗。这时候家属意见产生了分歧，有的说手术后做放疗，有的怕患者这么大年龄，承受不了手术的痛苦。何裕民教授则建议，先用中药调理一段时间。当时告诉她得的是阴道炎。中医调整两三个月以后，小便正常了，腰也不酸了，严重失眠等症状也得到了改善。以后大家再也不提手术和放疗，后来老人状态一直不错，活了五六年。

"A＋B＋C"的治疗思路抓住了子宫癌的根本要害。它是中医学病证结合、标本兼顾、扶正祛邪等治疗学思想的灵活应用和发展，对子宫癌的防治具有重要的启示作用。

心身综合调治：方能显佳效

与此同时，在临床观察中我们发现，社会心理因素不仅与子宫癌的发病有关，还会明显影响肿瘤的发展过程。良好积极的心理情绪和有力的社会支持有助于机体处于协调平衡的状态，增强免疫功能，使肿瘤处于自限状态，利于病情的好转和康复。相反，恶劣消极的情绪则可使病情恶化。就临床实际看，确诊后的患者大多伴有恐惧、焦虑、愤怒、悲观、抑郁等不良情绪，特别是初诊患者，常处于一种强烈的心理应激状态中。这种心理反应反过来又影响了机体的功能活动，从而引发新的身心病症，影响治疗效果。

因此，心理治疗同样也是子宫癌治疗中不可忽视的方面。何裕民教授临证时善于通过观察患者的言行神态，把握其心理状态，对患者进行心理疏导、认知疗法、精神分析、语言暗示等，给患者予积极的心理支持，帮助纠正错误的认知和不良的行为方式，建立积极健康的心态，走出被疾病笼罩的心理阴影，调动其自身的抗病能力。

另外，何裕民教授认为，由患者亲属所营造的环境氛围，对患者的心理及治疗也有着重要的影响。过分的呵护、错误的调养和护理方法等对患者的治疗和康复都是不利的。因此，对患者亲属进行指导的重要性也不容小觑。何裕民教授常说：人类的医学应该是人性的医学，而不是"工匠"医学。要调动和挖掘一切积极因素，并给予正确的引导，进行心身综合调治，让患者躯体和心理同步康复。

多途径施治，整体调治

对于子宫癌的治疗，何裕民教授通常会依具体病情灵活采用煎剂、散剂、丸剂、片剂等多种剂型，内服、外用两条给药途径，药疗和食疗相结合的多种治疗方法和手段。

内服中药煎剂可根据患者的具体病情"度身量裁"，灵活辨证治疗，是最常用的剂型和给药方式。有些用量小，或煎煮后会降低疗效的药则可打粉兑服，如三七、贝母等。对于病情稳定、控制良好的康复期患者，可改用中药泛丸，这样服药方便，利于坚持治疗，巩固疗效。

若有局部病变需要处理时，何裕民教授也会采用中药打粉外敷或煎汤外洗的方法，效果良好。对于服药困难的患者，何裕民教授还有敷脐疗法。脐部周围是肠胃盘曲汇集之处，与十二经脉、奇经八脉密切关联。脐部透皮给药，通过经络的联系，可以将药效内达脏腑，外及全身，从而发挥治疗作用。对某些急症，如便秘、腹胀、呃逆、腹水等效如桴鼓。敷脐所用药物，则随症状和病情不同而灵活选用，如便秘、腹胀常用大黄、枳实等，呃逆常用丁香、厚朴等，腹水则常用甘遂、芫花等。通过外治以缓其标，既可保证内服方药的主攻力量，又可随证缓解局部症状，简便易行。

目前来说，子宫癌的治疗仍是一个世界性的医学难题，需要协作攻关，多路探索。中医药的治疗有其独到之处。何裕民教授提出的"A＋B＋C"的治疗原则和心身综合调治，多途径施治，整体调治的治疗思想以及宝贵的临床经验，无疑为我们提供了有益的借鉴。

药食同源：食补显佳效

中国人自古以来就讲"民以食为天""药补不如食补"，而一日有三餐，如果能对每餐膳食加以合理规划，不仅能为健康的身体提供营养支持，更有助于女性防病抗病。

药补不如食补

《中医大辞典》将"食疗"定义为：根据食物的不同性味，作用于不同脏器，而有调理和治疗作用。中医学将"性味"归纳为四气五味，《神农本草经》序录记载："药有酸咸甘苦辛五味，又有寒热温凉四气。"食疗理念的基石便是"食物是药物"，在中医"取象比类"思想的指导下，认为食物具有与药物相似的"性味"，从而发挥相似的药理作用。纵观国内外多年来的研究共识，以及何裕民教授 40 余年的肿瘤临床和理论实践，不难发现，合理摄入食物便是最好的治疗，营养支持对子宫癌症患者具有重要意义。

中医养生之道以"三分治，七分养"为治疗及护理的核心，通过调摄药、食、起居以达到养生延年的目的。早在《素问·藏气法时论》中就有"五谷为养，五果为助，五畜为益，五菜为充，气味合而服之，以补精益气"膳食配伍原则的记载。《周礼·天官》中记录了当时中国的医师制度，指出当时的宫廷医生分为食医、疾医（内科医生）、疡医（外科医生）和兽医，而食医为治疗之首。食医在官府中负责管理膳食，以阴阳、四时、五行为依据，对食物进行合理的搭配与烹调，相当于现代"营养师"。唐代孙思邈在《千金翼方·养老食疗》中指出："安身之本，必须于食，不知食宜者，不足以全生。"高度肯定了"食疗"的作用，并指出："夫为医者，当须先洞晓病源，知其所犯，以食治之，食疗不愈，然后命药。"认为治病须根据疾病的病因和所侵犯的脏腑，先以食物治疗，在食疗不愈的情况下，再用药物治疗，纠正脏腑功能的偏盛偏衰。

清代《本草求真》中亦载："食之入口，等于药之治病同为一理，合则于人脏腑有益，而可却病卫生，不合则于人脏腑有损，而即增病促死。"合理的饮食和精当的药物配伍异曲同工，可以祛除病邪，护卫机体，促进疾病痊愈；而失当的饮食则会加剧病情发展，使疾病预后不佳。

营养支持有利于患者康复

北京大学的专家表示："肿瘤患者在荷瘤状态下消耗增加，恶性肿瘤引起的疼痛导致食欲下降，肿瘤生长导致消化吸收障碍。此外，手术、放化疗等治疗手段会引起口干、恶心呕吐、腹泻便秘等毒副作用，以及压抑、焦虑等心理问题。上述这些都会影响患者食欲和进食习惯，造成肿瘤患者的营养缺失。若不及时干预，将严重影响治疗效果和预后。我们要充分认识到，在肿瘤多学科治疗中，营养干预是核心的一环。"研究证实，在普遍存在的恶性肿瘤患者"多病症共存"现象中，营养不良代谢紊乱最为常见和突出，这些因肿瘤负荷而产生的并发症会进一步导致患者体质变差、进食能力不足，并增加能量消耗，进而加剧病情演变。

代谢重塑是癌症的一个关键特征，癌症代谢阐明了肿瘤信号通路和代谢途径之间的交互作用，营养代谢的异常改变促使肿瘤细胞不受控地增殖，并影响肿瘤微环境，从而促进癌症侵袭和转移。肿瘤患者营养不良和代谢紊乱直接导致了抗肿瘤治疗敏感性和耐受性减弱、并发症增加、生活质量及生存率下降，是导致抗肿瘤治疗失败、生活质量恶化的根源。研究证实，妇科肿瘤患者营养不良的发生率高达 62%～88%，20%

的死亡与营养不良密切相关。围手术期妇科肿瘤患者营养不良将增加术后并发症发生率，延长住院时间，降低生活质量。

因此，只有将"抗肿瘤药物治疗"和"营养代谢治疗"有机联合应用，才能有效打击肿瘤负荷，修复人体营养代谢状态。一项随机对照研究纳入妇科肿瘤开腹手术患者338例，112例（33％）接受了围手术期免疫调节膳食补充剂治疗，结果发现添加膳食补充剂可有效降低妇科肿瘤患者开腹手术的伤口并发症的发生率。一项纳入9项随机对照试验和1项非随机对照试验共1 400例参与者的研究表明，营养支持，特别是免疫营养，可显著减少术后感染并发症的发生，并且可显著缩短住院时间。

代谢干预措施，尤其是对营养供应的管理，在近年来的肿瘤治疗中备受关注。其中，"营养支持"疗法得到了国内外的广泛推行，即在患者饮食不能获取或摄入不足的情况下，通过**肠内、肠外途径补充或提供人体必需的营养素**，从而保护脏器、减少并发症、**控制感染并促进机体康复**。肿瘤营养疗法就是在营养支持的基础上发展而来的，当营养支持不仅是提供能量和营养素，而是担负起治疗营养不良、调节代谢、调理免疫等使命时，营养支持则升华为营养治疗。

目前对于肿瘤营养的诊断主要包括营养风险筛查、营养状态评估和综合测定三项。营养风险筛查2002（NRS2002）发现患者营养风险；患者主观整体评估（PC-SGA）发现营养不良及其严重程度；综合测定包括能耗水平、应激程度、炎症指标、代谢状况、人体成分分析等，以及患者进食能力、心肺肝肾功能、心理状态等。一个完整的肿瘤患者的入院诊断应该常规包括肿瘤诊断和营养诊断两个方面。中国抗癌协会肿瘤营养与支持治疗专业委员会推荐的肿瘤患者营养疗法临床路径如下：肿瘤患者入院后常规进行营养评估。营养良好者，无需营养支持，直接进行抗肿瘤治疗（包括手术、放疗、化疗等）；轻、中度营养不良，在实施抗肿瘤治疗的同时，进行营养教育或营养治疗；重度营养不良者，先进行营养治疗1～2周，然后进行抗肿瘤治疗，同时继续实施营养治疗。无论有无营养不良，所有患者在完成一个疗程的抗肿瘤治疗后，都应该重新进行营养评估。

对症调饮食

临床上，子宫癌患者会表现出多种并发症，如腹痛、出血、泌尿系统症状、排便异常等，这些多发症状不仅严重影响着患者的基本生活质量，同时也阻碍着肿瘤的临床治疗，以及机体的康复。

根据我们多年的临床实践，在中西医常规治疗的同时，再积极配合饮食疗法，往往获得佳效。故本书总结了以下的饮食建议，其中也有真实患者的经验之谈，或许更能说明问题。在此推荐给大家，以供参考。

腹痛：通血脉、止腹痛

· 饮食建议

子宫癌久病虚损所致的腹中绵绵隐痛的患者，饮食宜温补，从而扶助先天之肾气，后天之脾气，增强机体免疫力，不宜食用寒凉、辛辣刺激之品。

对于寒凝血瘀、气滞痰凝所致的实证腹痛，宜食具有温通血脉、活血理气作用的食物，改善阴阳失衡导致的气滞、痰湿、瘀血、热毒等情况，减少并发症或毒副作用的发生。

· 食疗推荐方

韭菜炒核桃

食材：核桃仁 30 克，韭菜 100 克，食盐、白糖等调料适量。

做法：韭菜根部去衣，洗净，切段，入锅中烧油煸炒，加食盐、白糖等调味，加入核桃仁煸炒几下，闻到韭菜香味，韭菜即熟，出锅。

功效：韭菜又名起阳草，味甘、性温，有补肾助阳，温中开胃，解毒，散瘀之效。核桃味甘、性温，能补肾助阳，补肺敛肺，润肠通便，含有丰富的脂肪酸、蛋白质、钙、磷、铁等成分。适用于子宫癌阳虚寒凝而致腹痛患者。

蜂蜜热牛奶

食材：蜂蜜 1 勺，牛奶 300 毫升。

做法：牛奶倒入锅中加热至冒小泡后倒出，加一勺蜂蜜，搅匀，趁热服用。

功效：子宫癌患者常见下腹疼痛、腰膝酸软、身体倦怠、睡眠不安及情绪烦躁等症状，以经期尤为明显。研究发现，女性在月经期间每晚临睡前喝一杯加蜂蜜的热牛奶，可减轻或消除经期的种种不适。牛奶中的钾不仅可以起到舒缓情绪的作用，还具有减轻腹痛、防止感染、减少出血量的作用。而蜂蜜中所含的镁可镇定中枢神经，帮助消除女性在月经期的紧张情绪，减轻心理压力。

附片羊肉汤

食材：熟附片 5 克，羊肉 200 克，姜、葱、胡椒等调料适量。

做法：附片用纱布单包，把羊肉放入锅中，加附片包、葱、姜、胡椒等调料，煮沸后改用文火炖熟，去除附片包吃羊肉喝汤。

功效：本方具有温补肝肾之效。附片辛温，有温补脾阳、补命门火之功能，并可除湿散寒止痛，破癥瘕积聚。羊肉性味甘热，入脾胃肾经，功善补气养血，温暖下焦。两者合用加强温补肝肾之功能。本方适宜子宫癌症脾肾阳虚所致少腹冷痛患者。

白芥牛肉

食材：牛肉 250 克，肉桂 6 克，白芥子 15 克，炮姜 12 克，食盐、料酒等调料适量。

做法：将牛肉洗净，切成小方块备用。白芥子放入纱布袋内，扎紧口。锅中加入适量水，放入牛肉、药袋，先用大火煮沸，撇去浮沫，改用小火煨炖。最后加入肉桂、葱、炮姜、食盐、料酒等炖煮至肉烂汤收尽，吃肉去渣。

功效：本方取义阳和汤之温阳散寒，通滞化痰。方中白芥子辛散温通，有驱寒、利气散结之功。炮姜、肉桂解其寒凝。牛肉甘温，入脾胃经，可益气血，补五脏，增加肿瘤患者的营养。全方共奏补气温阳，散寒通滞之功，适用于子宫癌寒凝血瘀所致腹痛患者。

玫瑰橘酒饮

食材：青橘皮 20 克，玫瑰花瓣 20 克，青橘叶 20 克，橘核 20 克，黄酒 60 克。

做法：将玫瑰花瓣、青橘皮、橘核、青橘叶洗干净，共同置入黄酒中，加少许水混合，每天 1 剂，早晚饭后 1 小时温服，连续服用 10 天为 1 个疗程。

功效：方中玫瑰花性味甘微苦温，功善活血调经，柔肝健脾，解郁安神；青橘皮性味辛苦温，功善破气消积，化痰除痞；青橘叶苦辛平，助青橘皮疏肝行气，消肿解郁，散结止痛；橘核苦平无毒，归肝、肾经，理气，散结，止痛；黄酒既可矫味，又能活血通经，助药行其功用。全方共奏清热解毒，理气散结之功。该方主要用于子宫癌早期气滞血瘀所致小腹胀痛患者。

出血：止血，补充营养

饮食建议

宜适当多食富含优质蛋白、维生素和微量元素的蛋类、奶类、瘦肉、鱼、豆类，以及新鲜蔬菜和水果等。

中医学认为，出血有虚实两端，若属久病气虚，不能摄血，症见神疲乏力者，多用黄芪、大枣、山药、花生米、枸杞子、龙眼肉、党参、墨旱莲、羊骨、核桃仁、葡萄干等补益气血之药食两用之品，烹调多以煲粥、煨汤等温补方式；若属血热迫血妄行，症见出血，血色鲜红，夹杂血块者，宜选用凉血止血的药食，如槐花、白茅根等。

对于子宫癌症出血症患者，应少食或忌食辛辣刺激性、油腻、煎炸的食物。

荠菜丝瓜鸭血汤

食材：新鲜荠菜（全草）50 克，丝瓜 80 克，鸭血块 80 克，食用油、食盐少许。

做法：将鲜荠菜洗净，丝瓜去皮后切块备用，把鸭血洗净切成小片，三者共同加水放入锅中，加入少许食盐、食用油后，共同蒸煮至烂熟后即可食用。

功效：新鲜荠菜性味甘淡凉，入肝脾膀胱经，功善清热凉肝，解毒利湿；鸭血咸寒，补血清热解毒；丝瓜甘凉，入肺肝胃大肠经，清利湿热，祛瘀解毒凉血。全方共奏清热利湿，祛瘀解毒之功。用于子宫癌兼血虚有热，迫血妄行者。

仙鹤草粟米粥

食材：仙鹤草 30 克，粟米 100 克。

做法：将仙鹤草洗净，放入砂锅内，加水煎煮 30 分钟，去渣留汁。粟米淘洗干净，放入砂锅，视药汁量可再加适量清水，武火煮沸，改用文火煨煮至粟米酥烂即成。

功效：此方可收敛止血、补虚止泻。适用于子宫癌兼有出血患者，对兼有神疲乏力、腹泻者尤为适宜。

木耳花生衣羹

食材：黑木耳（干品）5 克，花生衣 20 克，大枣 5 枚。

做法：将黑木耳、花生衣分别用冷水泡发，三样食材清洗干净，一起放入砂锅，加水适量，先以武火煮沸，改以文火煨炖 30 分钟，待黑木耳煨炖至酥烂即成。

功效：此方可补气、养血、止血。适用于预防和治疗子宫癌出血症。

大枣羊胫骨糯米粥

食材：羊胫骨 1～2 根，大枣 20 枚，糯米 100 克。

做法：先将羊胫骨洗净敲碎，放入砂锅中，加入适量水，煎煮 2 小时，去骨，取汤汁。将淘洗干净的糯米和去核的大枣一同放入羊胫骨汤中，先用武火烧开，再转文火煮成稀粥，调味后即可食用。

功效：此方具有补脾养血、补肾强筋骨、补气止血的功效。对有出血症状的子宫癌患者，有补益脾肾作用。

白茅根藕节煎汤

食材：鲜白茅根、鲜藕节各 60 克。

做法：将白茅根洗净、切段，将鲜藕节洗净、切片，与白茅根同入锅中，加水适量，煎煮 60 分钟，去渣取汁，上、下午分服。

功效：本方有清热凉血、收敛止血的功效。对子宫癌而见阴道出血热毒蕴结的患者，有较好的治疗作用。

尿频、尿痛、排尿困难：多饮水、少辛辣、清湿热

饮食建议

饮食应以清爽、湿润饮食为主，如汤品、粥品、果汁等。

多吃新鲜蔬菜水果，如冬瓜、甘蓝、茼蒿、芹菜、番茄、豆芽菜、苦瓜、西瓜、草莓、柚子、甘蔗、梨等。

多饮水，每天饮水量宜达 2 000 毫升。

忌食肥甘厚味，辛辣刺激，性味燥烈的食物，如狗肉、鹿肉、羊肉、牛肉、鳝鱼、胡椒、辣椒、生姜、花椒等。忌食大热、大补的药物及食物，如人参、阿胶、紫河车、龙眼等。不

抽烟，不喝酒，尽量避免烤、炸、煎等烹调方式。

◦ **食疗推荐方**

凉拌莴笋蕨菜

食材：莴笋 200 克，鲜蕨菜 50 克，葱、姜、蒜、调味品少许。

做法：蕨菜择去老根，洗净，沸水略焯，撒上咸盐备用。莴笋洗净切丝，也撒上咸盐，10 分钟后将两者混合，加葱、姜、蒜末，加调料即可。

功效：本方可清热解毒利湿。方中莴笋性味苦甘凉，归胃、小肠经，功善清热利尿。蕨菜可清热利湿，还有解毒作用。两者合用可相辅相成，宜于子宫癌症湿热瘀毒而致小便热赤者食用。

桑葚枸杞粥

食材：桑葚 20 克，山茱萸 10 克，枸杞子 20 克，粳米 80 克。

做法：将桑葚、山茱萸、枸杞子、粳米分别洗干净，将粳米放入锅中，加水煮至五分熟后，倒入桑葚、枸杞子、山茱萸，至煮熟即可。早晚各温服一碗。

功效：方中桑葚味甘酸微寒，入肝肾经，功善补肾益肝，清热凉血，滋阴润燥；枸杞子功善滋补肝肾，益阴润肺；山茱萸补益肝肾，涩精固脱；粳米甘平，入脾胃肺经，功善健脾和中。用于子宫癌症久病体弱，肝肾不足，尿意频数，消瘦食少，腰膝疲软口干舌燥者。

海带薏仁蛋汤

食材：深海海带 30 克，生薏苡仁 35 克，鸡蛋 2 个，芝麻油少许，食盐 2 克。

做法：将海带洗净切碎，生薏苡仁洗净，共放入高压锅中加水炖至极烂，取出放入锅内，加凉水烧至水沸腾，将搅拌均匀的鸡蛋倒入，微沸片刻后加适量食盐、芝麻油即可。每天可多次温服。

功效：生薏苡仁甘淡微寒，入脾、胃、肺经，功善健脾清热利湿；海带咸寒，入肝、胃、肾经，功善软坚散结；鸡蛋甘平，清热解毒，滋阴养血。据现代药理研究，海带、薏苡仁均有抗癌作用。全方共奏清热利湿、软坚散结之功。可作为子宫癌患者湿热蕴结下焦小便短赤之日常饮食。

双花饮

食材：金银花、菊花各 15 克。

做法：将金银花和菊花洗净，放入养生壶中，加适量清水，煮汁代茶饮。

功效：金银花和菊花有清热解毒、疏散风热的功效，适用于子宫癌见发热、烦渴、咽喉肿痛、疮疖等症者。

薏米清热茶

食材：薏苡仁、赤小豆各 30 克，淡竹叶、马齿苋各 15 克。

做法：赤小豆和薏苡仁洗净后，放入锅中用清水浸泡 4 小时以上。泡好后加入淡竹叶和马齿苋一起煮，先武火煮至水烧开，然后转文火煮 30 分钟，取汁代茶饮。

功效：本方有清热解毒、凉血止血、除烦、利尿的功效。适用于子宫癌见发热、心烦口渴、口舌生疮、小便淋漓涩痛等症者。

竹叶芦根茶

食材：淡竹叶 3 克，芦根 6 克。

做法：将淡竹叶、芦根煎水代茶饮。

功效：本方有清热泻火、生津止渴、利尿除烦的功效。适用于子宫癌见发热、心烦、口干口苦、小便短黄等症者。

绿豆藕

食材：莲藕 100 克，绿豆 50 克。

做法：莲藕去皮，冲洗干净。绿豆用清水浸泡后取出，填入藕孔中，加清水炖至熟透，加盐调味即可食用。

功效：本方有清热解毒、消暑利尿、健脾开胃的功效。适用于子宫癌见发热、水肿、小便不利、疮痈肿痛等症者。

凉拌马齿苋

食材：新鲜马齿苋 100 克，少许酱油和芝麻油。

做法：马齿苋洗净、切段，下沸水锅焯熟捞出，用少许酱油、芝麻油拌匀食用。

功效：此方有清热解毒、凉血止血、止痢的功效。适用于子宫癌见发热、热毒血痢、热毒疮疡、便血、痔血等症者。此方脾胃虚寒者慎用。

便秘：刺激肠道蠕动，促进排便

饮食建议

主食多以麦麸、魔芋、黑麦等粗粮为主，多吃西梅、猕猴桃等新鲜、汁液丰富的蔬菜、水果等，增加膳食纤维的摄入，刺激肠道蠕动，促进排便。

选择少食多餐的进食模式。饮食有节，不要极饥而食，食不可过饱；不要极渴而饮，饮不可过多。

增加日均饮水量，清晨空腹饮用淡盐水或蜂蜜水清理肠道，不仅能使肠道保持足够的水分，更有利于粪便排出。可以适量饮用添加双歧杆菌或乳酸菌的发酵乳制品，改善肠道功能。减少饮用咖啡、浓茶等刺激性饮料。

多食用含有 B 族维生素的食物，如酵母、豆类及其制品等，促进消化液分泌；多吃番薯、萝卜、洋葱、蒜苗等产气食物，促进肠蠕动加快，有利于排便。

多食花生、芝麻、核桃等油脂丰富的坚果，不仅可以润滑肠道，并且它们的分解产物脂肪酸有刺激肠蠕动的作用，每天摄入量可达 20 克。也可多吃有润肠通便作用的香蕉、银耳等食物。

甲状腺功能正常者，建议常吃海带，有很好的通便作用。因其含碘量丰富，且含多种氨基酸及粗纤维，可加快排出体内垃圾，预防便秘。

减少香料的食用，避免对肠道的刺激。禁食辣椒、姜、酒、糯米、山药、芡实等不利于排便的食物。每晚临睡前喝一杯蜂蜜水，必要时可服中药麻仁润肠丸。

食疗推荐方

菠菜汤

食材：菠菜 150 克，食盐、芝麻油各适量。

做法：将菠菜煮熟，加食盐调味，最后加入芝麻油。

功效：菠菜汤含有较多植物粗纤维，具有一定促进肠道蠕动的作用，利于排便，且可在一定程度促进胰腺分泌，帮助消化。且含有较为丰富的胡萝卜素、维生素 C、维生素 E、钙、磷、铁等有益成分，能供给人体多种营养物质，促进人体新陈代谢。适用于子宫癌兼见大便难解者。

石斛牛肚汤

食材：石斛、黄芪各 10 克，牛肚 500 克，大枣 5 枚，调味料适量。

做法：大枣去核，石斛、黄芪用纱布袋装好，牛肚洗净、切片。先将牛肚放入砂锅中，加水适量，煮沸，然后加入大枣及中药包，煮至牛肚熟烂，去药包，用调味料调味即可。

功效：本方适用于子宫癌而辨证属气虚便秘者，症见虽有便意，但排便困难，需用力努挣，便后乏力，粪便不干结，体质偏虚弱，面白神疲，肢倦懒言等患者。

五仁粥

食材：芝麻、柏子仁、核桃仁、花生仁、甜杏仁各 10 克，大枣 10 枚，粳米 200 克。

做法：上述果仁混合碾碎，加入粳米、大枣煮成稀粥，分 2 次食用。

功效：此方有润肠通便的功效，适合子宫癌而辨证属阴虚便秘者，症见大便秘结，伴有咽干、皮肤干燥、失眠、潮热盗汗、手足心发热等症状。

红薯蜂蜜陈皮粥

食材：陈皮 10 克，红薯、小米各 50 克，蜂蜜 1 勺。

做法：红薯洗净去皮，切成小块。陈皮、小米淘净，将小米、陈皮、红薯放入锅内，加清水适量，用武火烧沸后，再用文火煮至米稠，加入 1 勺蜂蜜搅拌均匀。每天 2 次，早、晚各 1 次。

功效：此粥可健脾和中、理气通便。适用于子宫癌属气滞便秘者，症见大便干结、肛门坠胀、欲便不得出；或便而不畅、排便之后犹有便意；或有肠鸣矢气、腹中胀痛、胸胁满闷、嗳气频繁、饮食减少、情志不舒。

◇ 首乌大枣粥

食材：制何首乌 20 克，大米 60 克，大枣 10 枚。

做法：先将制何首乌洗净，放入砂锅中，加适量清水，武火煮沸后，转文火煎煮 1 小时，去渣取汁，再加入大米、大枣共煮粥，服食。

功效：本方可补益精血、润肠通便。适用于子宫癌属血虚便秘者，症见大便秘结、面色苍白无华、头晕目眩、心悸、唇舌淡、脉细涩者。

癌因性乏力："精不足者，补之以味"

· 饮食建议

以清淡、细软、易吸收的食物为主，避免食用不好消化的食物。

以具有补气养血功效的食物为主，如以形补形的脏器疗法即用动物内脏治虚羸之证，如鸡肉、莲子、山药、猴头菇、大枣、花生、黄豆、乳鸽、黄鳝等，用此方法可以补充一定营养物质，增强人体抗邪能力，正合"精不足者，补之以味"之古训。

可适当辨证加入补益虚损的中药，以增强膳食的补益功能。常用的有太子参、党参、黄芪、刺五加、红景天等。

忌吃破气耗气、生冷寒凉的食物，以及油腻厚味、辛辣刺激之品，如大蒜、萝卜缨、香菜、胡椒、紫苏叶、薄荷、荷叶等。

乌鸡汤

食材：雄乌骨鸡 500 克，陈皮 3 克，高良姜 3 克，草果 5 克，大葱 10 克，醋 5 克，胡椒 6 克。

做法：将雄乌骨鸡洗净切块，大葱切段，与陈皮、高良姜、草果、胡椒、大葱段、醋同煮，文火炖烂。

功效：与一般鸡肉相比，乌鸡有 10 种氨基酸，其蛋白质、维生素 B_2、烟酸、维生素 E、磷、铁、钾、钠的含量更高，而胆固醇和脂肪含量则很少，是补虚劳、养身体的上好佳品。食用乌鸡可以温中补脾、益气养血、补肾益精，适用于子宫癌久病正气虚损，气虚乏力患者。

十全大补汤

食材：党参 10 克，炒白术 10 克，茯苓 10 克，当归 15 克，炒川芎 6 克，炙黄芪 10 克，酒白芍 10 克，肉桂 3 克，熟地黄 15 克，炙甘草 6 克，生姜 30 克，羊脊骨 500 克，葱、花椒、黄酒、食盐适量。

做法：将所有药材放入纱布冲洗干净待用，把羊骨放入开水中余烫后捞出。拿出砂锅注入清水，大火烧开依次放入羊脊骨、姜、花椒、葱和药包，最后文火炖两小时。

功效：本方可补气血，羊脊骨中含有磷酸钙、碳酸钙、骨胶原等成分，具有补肾、强筋骨等功效。全方共奏补气养血、强身壮骨之功，适用于子宫癌元气亏耗，疲乏无力的患者食用。

莲苓猪肉羹

食材：猪肉 120 克，莲子 20 克，白茯苓 30 克，山药 40 克，龙眼肉 20 克，调味料适量。

做法：将莲子、白茯苓、山药、龙眼肉洗净，用食用纱布单包，把猪肉切成小块，加水共同煮熟，放入适量调味料，连服 15 天。

功效：方中猪肉甘温大补，功善健脾益肾；山药甘平，入脾、肺、肾经，为健脾益肾要药；茯苓甘淡平，乃健脾和胃之佳品；莲子甘涩平，功专补脾；龙眼肉甘平，入心、脾二经，功善补益心脾，养血宁神。合之能温补脾肾，兼能养血，适用于子宫癌脾肾两虚，腰膝酸软乏力患者，但邪毒未尽者勿食。

芪杞栗子鸡

食材：黄芪 40 克，栗子 40 克，枸杞子 20 克，老母鸡 1 只，食用油、食盐各适量。

做法：将母鸡杀后处理干净，保留其爪和内脏。枸杞子洗净后备用。将栗子去壳去皮，并切成碎末状，与枸杞子混合后，将洗干净的黄芪同入鸡腹中，加调味料及水，小火慢炖至熟烂。吃肉饮汤。

功效：黄芪甘温，入肺、脾经，功善补气健脾；枸杞子性味甘平，入肝、肾、肺经，功善补肾益精；栗子咸温，厚脾胃，补肾气；鸡肉性味甘温，入脾、胃经，功善益气、补髓、填精，善补脾肾。相合炖服，共奏健脾益肾、补气养阴之功。善治子宫癌脾胃俱虚体乏之证。

党参大枣茶

食材：党参 20 克，红茶 3 克，大枣 10 枚。

做法：将党参、大枣加水煎煮 30 分钟，冲泡红茶饮用。

功效：本方可补中益气、养血安神，适合于子宫癌伴体虚明显者，症见倦怠乏力、头晕心悸、虚劳烦闷不得眠等。

● 红景天芪枣炖瘦肉

食材：红景天 9 克，黄芪 15 克，莲子 10 克，大枣 5 枚，瘦猪肉 300 克。

做法：瘦猪肉洗净、切块，与洗净的红景天、黄芪、莲子、大枣一同放入砂锅，加适量清水，武火煮沸后改文火熬煮 1 小时，调味后吃肉喝汤。

功效：本方可健脾补肾、益气养血。适合于子宫癌见脾肾虚衰、倦怠乏力等症者。

腹水：控盐，保证热量

● 饮食建议

子宫癌腹水患者应限制水和钠的摄入，采用低盐或无盐饮食。低盐饮食，是指烹调日用盐 2～3 克。对于严重腹水患者，在短期内要给予无盐膳食，即日用盐小于 1 克或酱油小于 5 毫升，进水限制在每天 1 000 毫升左右。

给予高蛋白饮食，每天一般供给 100～120 克，若有血浆蛋白减少时，则需补充大量蛋白质，每天每千克体重可供 1.5～2 克，宜选用生理价值高的优质蛋白质，如鸡蛋、动物肝、瘦肉、鱼肉、禽肉、虾等。而肝功能显著减退的患者，则不应给予高蛋白饮食，反而要严格限制进食蛋白量，从而减轻肝脏负担和减少血中氨的浓度。

保证热量供给，以减少对蛋白质的消耗。

脂肪不宜过多，禁用动物油，可采用少量植物油，比较适宜的脂肪供给量为每天 40～50 克，过少时不仅会使食物乏味，影响食欲和消化，而且不利于许多重要的生理生化过程的正常进行。

维生素应全面而丰富。可多食用水果，蔬菜因热量低，体积大，故不宜过多食用，以免多吃后，影响其他食物的摄入。

饮食宜易消化，尽量采用蒸、煮、炖、熬、烩等过水的方法来烹调。

可以加用利尿性食物如鲤鱼、鱼汤、羊奶、西瓜汁、冬瓜等。

忌饮酒。不喝含有酒精的饮料，忌用刺激性食物和各种辛辣调味品，各种含有铅和添加剂的罐头及其他食品也应尽量少吃或不吃。忌腌渍食物如榨菜、咸鱼、咸鸭蛋、火腿、腊肉、腊肠及其他高钠食物。忌胡椒、芥末、辣椒等辛辣食物。少食红薯、南瓜、土豆、蚕豆等易导致胀气的食物。

食疗推荐方

赤小豆冬瓜鲤鱼汤

食材：鲤鱼 1 条（250～300 克），冬瓜 250 克，赤小豆 60 克。

做法：鲤鱼去鳞和内脏后，加工处理干净，备用。冬瓜、赤小豆洗净放入锅中，加清水，武火烧沸后改用文火煮至半熟时，加鲤鱼煮至熟烂即成。不加调料，淡食。

功效：鲤鱼性平，味甘，有利水消肿、下气通乳作用。《本草纲目》说鲤鱼"其功长于利小便，故能消肿胀"。冬瓜性凉，甘淡，有利水消痰、清热解毒的作用。赤小豆性味甘酸，有利水除湿、活血排脓、消肿解毒等功效。诸味合用，利水消肿，健脾和胃，适用于子宫癌见腹水、小便不利、水肿等症者。

黄芪茯苓粥

食材：黄芪 20 克，茯苓 30 克，粳米 100 克，白糖或红糖适量。

做法：加适量水共煮粥，热时加白糖或红糖少量调匀即可。每天早晨空腹温食。

功效：黄芪性微温，味甘，有补气升阳、固表止汗、利水退肿等功效，实验研究发现其具利尿作用，加速蛋白尿的消失；茯苓性平，味甘淡，有利水渗湿、健脾和中、宁心安神的作用。据报道，茯苓能促进钠、氯、钾等电解质的排出，达到缓慢而持久的利尿作用。故黄芪、茯苓合用，既能扶正，又能祛邪，且补而不峻，利而不猛，不但有较好的利尿退肿功效，而且容易消化吸收。

茯苓双子茶

食材：茯苓 100 克，葶苈子 30 克，车前子 30 克，生姜皮 12 克，加水适量。

做法：四味同煮，约 30 分钟，凉却后喝汁。

功效：本方有利水消肿的功效，功效稍微强于黄芪茯苓粥。适用于子宫癌见腹水、小便不利、水肿等症者。

贫血：补血养血

饮食建议

选用含铁丰富的食物，如畜肉、禽肉和动物内脏等含血红素铁丰富，铁吸收率高；大部分蔬菜、谷物、豆类中的铁，主要为非血红素铁，吸收率较低，如菠菜中的铁只能吸收 2％左右。黑木耳、紫菜、黑芝麻等非动物性食物含铁也很丰富，可适量增加摄入。

对于严重贫血者，何裕民教授还有个临床屡试屡验的饮食调理好方法：对那些不忌讳吃鸡血、鸭血、猪血的患者，主张经常食用，烹饪方法很多，可以放点生姜、大蒜类调味，既可以解决补铁问题，又美味可口；而鸡（鸭）血、猪血里的铁质，人体容易吸收，且不会产生类似口服铁剂致胃脘不舒服的感觉。可能唯一担心的是鸡（鸭）血、猪血的食品安全及健康问题。但如果其食材是安全的，应该是不错的选择。

多选富含维生素 C 的食物，蔬菜中的铁虽然吸收率相对较低，但由于维生素 C 可促进铁的吸收，也应适当补充。水果中除维生素 C 外，枸橼酸、果糖等也有助于铁的吸收，可随餐饮用鲜榨果汁，或进食新鲜水果等，以促进铁的吸收。

减少摄入对铁吸收有影响的食物：食物中的植酸盐、草酸盐、磷酸盐、碳酸盐、钙、锌等都会影响铁的吸收；茶叶中的鞣酸和咖啡、可可中的多酚类物质也会影响铁的吸收。应避免上述食物与富含铁的食物同食，建议在餐后 1～2 小时后再饮茶，或者将蔬菜先在水里焯一下，去掉草酸等物质后，再烹饪。

食疗推荐方

红糖大枣枸杞荷包蛋

食材：红糖 15 克，大枣 3 枚，枸杞子 7～10 枚，鸡蛋 2 枚。

做法：锅内加水煮去核大枣，煮沸后调小火，倒入两个打好的鸡蛋煮熟，再放入红糖和枸杞子轻轻搅匀。

功效：红糖中含有的叶酸、微量物质等可加速血液循环、增加血容量的成分，刺激机体的造血功能，扩充血容量，提高局部皮肤的营养、氧气、水分供应。红糖中含有的多种维生素和抗氧化物质，能抵抗自由基，重建和保护细胞基础结构，维护细胞的正常功能和新陈代谢。大枣具有补中益气、养血安神之效。枸杞子滋补肝肾、益精明目。本方具有补血、补中益气的效果，能增强身体的免疫能力，并且还有一定的保护脾胃的作用，适用于子宫癌贫血患者。

红杞海参鸽蛋乌鸡汤

食材：枸杞子 15 克，海参 2 只，鸽蛋 10 个，乌鸡 1 只，调味料适量。

做法：乌鸡洗净，放沸水中焯水，除去血水后，把乌鸡、料酒、香葱、生姜放入砂锅内，用大火烧开，改小火炖 2 小时，加入食盐、味精等调味。海参发软后开水焯两遍。鸽蛋煮熟剥壳，撒上淀粉，炸熟备用。将海参、鸽蛋、枸杞子同时放入锅中翻炒片刻，加入乌鸡汤。

功效：枸杞子性味甘平，入肝、肾、肺经，功善滋补肝肾。海参性味甘咸平，入肾、肺经，功善补肾益精，养血润燥。鸽蛋性味甘咸平，功善益气补肾，解疮痘毒。诸药与鸡汤同炖，增强补益功能。全方共奏滋补肝肾之功。本方补肾益精养血润燥，补而不腻，用于子宫癌肝肾阴虚证及晚期患者。

归芪蒸鸡

食材：当归 20 克，黄芪 40 克，嫩母鸡 1 只。

做法：将鸡杀后处理干净，去除鸡头、鸡爪、内脏，然后把洗干净的黄芪和当归放置在鸡的腹中，将鸡放入锅内，隔水清蒸至烂熟即可食用，汤汁也可饮用。

功效：黄芪甘温，入脾、肺经，功善大补元气，补脾生血；当归甘辛温，入肝心脾经，功善补血和营；鸡肉甘温，善补肝肾。全方共奏益气补血之效，用于元气不足，血虚至极者。子宫癌久病，气血大亏，面色萎黄者宜食用。

鸡（鸭）血汤

食材：鸡（鸭）血150克，内酯豆腐150克，葱姜末、黄酒、鲜汤、食盐、味精、青大蒜、芝麻油各适量。

做法：鸡（鸭）血洗净后切好，内酯豆腐切小块焯水。用葱姜末炝锅后，加入鲜汤，再放入鸡（鸭）血、豆腐、食盐、味精等，为了除腥也可放入少许黄酒，烧开后撇去浮沫，装盆时撒上大蒜段并滴入适量芝麻油，即成。

功效：以血补血，鸡（鸭）血汤中含有丰富的蛋白质及多种人体不能合成的氨基酸，所含的血红蛋白含量也较高，还含有微量元素铁等矿物质和多种维生素，这些都是人体造血过程中不可缺少的物质。具有补血、清除毒素等功效。

木耳大枣肉丝汤

食材：黑木耳10克，大枣15枚，瘦猪肉60克。

做法：猪肉切丝，焯水去浮沫备用，锅中重新加水，放入木耳、大枣、肉丝同煮，调味食用。

功效：木耳含大量蛋白质、铁、钙、磷、胡萝卜素等多种营养成分，其含有的大量植物碱和活性酶，可以催化身体当中的纤维组织等异物，促使其尽快排出，同时其中的天然多糖，具有抗癌作用，可防止细胞发生恶变，并能清除体内的致癌物质。与大枣、瘦肉同用，进一步增加补血之效。

恶病质：积极的营养支持

· 饮食建议

少食多餐，每天 5~6 餐，选择营养丰富的食物。

合理调整饮食模式，控制加工肉与红肉的摄入，增加新鲜水果和蔬菜、能量和蛋白质的摄入。

避免过咸、过甜饮食。

针对吞咽困难的患者，适当调整食物质地，以流质或半流质食物为主；针对伴有口腔黏膜炎的患者，应避免食物对其口腔黏膜产生刺激。

保证就餐时间充足、就餐环境舒适和就餐体位合适等。

研究发现富含多不饱和脂肪酸（PUFA）ω-3 和蛋白质的口服营养补充剂（ONS）与肿瘤患者的体重增加、肌肉组织增加和生活质量改善相关。支链氨基酸（BCAA）可改善食欲，且对蛋白质合成有促进作用，抑制蛋白质分解。对肿瘤患者的营养治疗策略是增加蛋白质摄入，特别是 BCAA 等必需氨基酸的摄入。此外，补充富含 ω-3、精氨酸、谷氨酰胺和支链氨基酸的膳食或营养制剂也可能是使肿瘤患者获益的营养支持策略。

· 食疗推荐方

菠菜多宝鱼汤

食材：多宝鱼 700 克，菠菜 200 克，红彩椒 1 个，姜汁 1勺，蛋清 1 个，水淀粉 1 勺，食盐适量。

做法：菠菜切段，用热水汆烫备用。多宝鱼洗干净，去皮去骨，去头，用刀背碾压成泥。往多宝鱼肉泥中加入姜汁、蛋清、水淀粉、食盐，搅拌上劲备用。锅中加清水、姜汁，大火煮开。转中火，慢慢下入多宝鱼丸，所有丸子浮起后，撇去浮沫。下入焯烫过的菠菜段、红彩椒丁，大火煮开。最后加食盐调味即可。

功效：多宝鱼能够为机体提供丰富的多不饱和脂肪酸，多不饱和脂肪酸在调节血脂代谢方面的作用非常明显，能够降低血液的黏稠度，又能够为机体提供丰富的矿物质，比如锌、碘、磷、镁，这些矿物质构成了体内众多酶和辅酶的原料，对于调节体内生化代谢的作用非常明显；同时还能够为机体提供优质的蛋白质，在提高机体免疫力、预防肌肉衰减症方面的功效也非常强。菠菜含有丰富的膳食纤维，能够机械性地刺激肠道蠕动，润肠通便，还能养血止血。

豆腐黄鳝汤

食材：黄鳝1条，豆腐2块，调味料适量。

做法：黄鳝切段，放入水中浸泡，去血水，焯水去黏液。豆腐切块，准备好葱丝、姜片、蒜。在热锅里放入少量食用油，炒葱姜蒜，放入黄鳝及少许料酒后，加2升水熬45分钟，待汤汁由清变浓发白时，放入豆腐炖煮10分钟，出锅调味食用。

功效：黄鳝含蛋白质、DHA、卵磷脂、鳝鱼素、维生素A、维生素 B_1、维生素 B_2、烟酸、钙、铁、磷、氨基酸及不饱和脂肪酸等成分，是一种滋补食品，具有调节血糖、补虚益气、补脑益智等功效。豆腐同样含丰富的钙质及蛋白质，能够提高机体免疫力，从中医食疗的角度上来讲，其性味甘凉，有很好的泻火解毒的作用。

胡萝卜西蓝花虾仁炖蛋

食材：虾仁 5 个，鸡蛋 2 枚，胡萝卜 5 片，西蓝花 2 朵，香油适量。

做法：胡萝卜、西蓝花焯水，切碎，备用。虾仁煮熟切碎备用。鸡蛋打散加入温水拌匀，筛网过滤两次，加入胡萝卜、西蓝花、虾仁，覆上保鲜膜并用牙签扎几个小孔（防止遇热爆开），待锅中水开后放入，中大火蒸 15 分钟左右，出锅后加少许芝麻油调味食用。

功效：胡萝卜富含叶酸、挥发油、胡萝卜素、维生素 A、花青素、钙、铁等营养成分，有助于增强机体的免疫力，促进肠道的蠕动，防止血管硬化，降低胆固醇及血压，增强免疫功能。西蓝花属于十字花科，含有丰富的维生素 A、维生素 C 和胡萝卜素，能提高机体免疫力，抑制癌细胞的生长，阻止癌前病变细胞的形成。虾仁是蛋白质含量很高的食品，同时含有丰富的能降低人体血清胆固醇的牛磺酸，及丰富的钾、碘、镁、磷等微量元素和维生素 A 等成分，能很好地保护心血管系统，提高免疫功能。

五

三因制宜调饮食

中医学一直强调因人、因时、因地制宜，体现了辩证法的原则，即在总原则确定的前提下，还需要具体问题具体分析。对于子宫癌患者的饮食调理，也同样需要善于运用这一权变之法。需根据患者的性别、体质、季节和地域等特点区别对待，方能取得佳效。

因时制宜调饮食

因时制宜指根据季节等时间的特点及其与内在脏腑、气血阴阳的密切关系等来选用适宜的食物。中医养生学注重顺应四时的变化调整饮食，以休养身体，对于子宫癌症患者来说同样适用。《素问·四气调神大论篇》中提到："夫四时阴阳者，万物之根本。所以圣人春夏养阳，秋冬养阴，以从其根，故与万物沉浮于生长之门。"指出四时阴阳的变化，是万物生命的根本，所以圣人在春夏季节保养阳气以适应生长的需要，在秋冬季节保养阴气以适应收藏的需要，顺从了生命发展的根本规律，就能与万物一样，在生、长、收、藏的生命过程中运动发展。

春季：舒畅解郁以调肝

春季是万物生发的季节，天气由寒转暖，自然界各种生物萌发，显示出勃勃生机。春属木，与肝相应，春气主升，肝主疏泄，喜条达而恶抑郁。春季是发陈的季节，春令之养生贵在疏肝调肝，子宫癌患者患病后，常常伴有情绪问题，如焦虑、烦躁、敏感等，春天尤其要加强疏肝调肝，调畅气机，使精神愉悦，胸怀开畅，养生发之阳气，顺应春季"生"的特性。

· 饮食养生宜忌

春季应尽量少食或不食温热发物，如狗肉、牛肉、羊肉等；应适应肝的条达之性，多食用辛甘发散的食物，如大麦、花生、香菜、菠菜、豆芽等。

时在早春，要少吃黄瓜、冬瓜、茄子、绿豆芽等寒性食品，多吃些葱、姜、蒜等温性食品，以祛散阴寒之邪。还应多吃一些鸡肉、动物肝脏、鱼肉、瘦肉、鸡蛋、豆浆等食物，以满足人体功能代谢日趋活跃的需要。

时至仲春，可适当进食大枣、蜂蜜之类滋补脾胃的食物；少吃过酸或油腻等不易消化的食物；多吃一些味甘性平，且富含蛋白质、糖类、维生素和矿物质的食物。这时，正值各种既富含营养又有疗疾作用的野菜繁荣茂盛之时，如荠菜、马齿苋、鱼腥草、香椿等，应不失时机地进食。

何裕民教授常建议子宫癌患者，春季可适当吃些调理肝气的食物，如菊花、玫瑰花、青皮、枸杞子等，以调畅气机。

迨至暮春，气温日渐升高，应以清淡饮食为主，除适当进食优质蛋白质类食物及蔬果之外，可饮用绿豆汤、赤小豆汤、酸梅汤以及绿茶，以防止体内积热。不宜进食羊肉、狗肉、麻辣火锅，以及辣椒、花椒、胡椒等大辛大热之品，以防热邪化火，变发疮痈疖肿等疾病。

● 食疗推荐方

佛手香橼茶

食材：佛手、香橼各 5 克，桔梗、甘草各 3 克。

做法：将所有材料一同研为粗末，置入茶包中，用开水冲泡后饮用，冲饮至味淡。

功效：疏肝解郁、宽中理气、下气消食。

黄花鸡肝汤

食材：黄花菜 15 克、鸡肝 2 副、鱼肚 10 克、调味品适量。

做法：将黄花菜、鱼肚发开，洗净，鱼肚切片，鸡肝洗净，切片，用酱油、淀粉拌匀。锅中放清水适量烧开后，加入葱、姜、椒、料酒等煮沸，下鱼肚、肝片、黄花菜等，煮至熟后，食盐调服。

功效：养肝益肾、宁心安神。

薄荷粥

食材：新鲜薄荷 30 克、粳米 100 克。

做法：粳米洗净，放入砂锅内，加适量清水，大火煮沸，转小火熬粥。薄荷洗净，装入纱布袋中，粥将成时，将薄荷药袋放入砂锅内，再煮 5～10 分钟，去药袋即可。

功效：疏肝行气、清利头目。

香椿炒蛋

食材： 香椿 100 克，鸡蛋 4 个，调味料适量。

做法： 香椿洗净，热水焯一下，凉后切碎；鸡蛋打入碗内，用筷子打散；把切碎的香椿放入鸡蛋液里，并放入食用盐、酱油、料酒和白胡椒粉等搅拌均匀；锅中倒油，开中火，油烧热后倒入蛋液；蛋液凝固后，用锅铲划成小块，炒熟后盛出即可食用。

功效： 疏肝解郁、补益气血。

以上四首食疗方，临床根据患者的病情，笔者会对症给予推荐，适应了春季的特点，食养与季节相宜，且操作简便，患者也多愿意食用，且有一定的治疗效果。

夏季：清心除烦安睡眠

夏三月，草木繁茂秀美，万物生长茂盛，气候逐渐转热，酷暑难耐，湿热交蒸，阳气渐长，阴气渐收。《黄帝内经》认为，心与夏季相应，夏季暑热当令，极易耗伤气阴。心主血脉，亦主神志，开窍于舌，其华在面，暑易伤气、暑易伤心，容易发生心烦气躁、失眠，甚至中暑晕厥等症。

子宫癌患者本就常见心烦气躁、睡眠不好，加之夏季炎热，更觉心火亢盛。因此，患者夏季饮食尤要注意清心除烦，安神助眠。饮食宜清淡易消化，少食或不食肥甘油腻之品，切忌贪凉饮冷太过，要注意养护阳气。

• 饮食养生宜忌

夏季要注意适当"补充"，其中包括：蛋白质的补充，要常吃些富含优质蛋白质，而又易于消化的食品，如蛋类、鱼类及含脂肪少的肉类、豆制品等；维生素的补充，可多吃新鲜蔬菜和水果，如西红柿、西瓜、甜瓜、水蜜桃、李子、杨梅等，这些都富含维生素 C。另外还需多吃些含 B 族维生素丰富的谷类，如燕麦、荞麦等。

夏季出汗较多，盐分丢失也多，适当补充盐分是非常必要的。而且，夏季大量饮水也会冲淡胃液，所以做菜可适当多放些食盐。此外，在调味方面，可用醋、大蒜、生姜、芥末等酸、辛、香作料，可以起到杀菌、解毒和增强食欲的作用。夏季炎热，很多人喜欢吃冷的食物，但有时"以热抗热"会更好些，比如喝热茶可刺激毛细血管舒张，体温反而会明显降低。

子宫癌患者可多吃些清心除烦的食品，如苦瓜、莲子、淡竹叶等。

食疗推荐方

竹叶茶

组成：淡竹叶 10 克。

做法：淡竹叶洗净，放入养生壶中，加适量清水，煮水代茶饮。

功效：清热泻火、除烦、利尿。

桑葚粥

组成：干桑葚 20 克，百合 10 克，小米 100 克。

做法：桑葚、百合洗净，加水煎煮取汁，加入小米同煮成粥。

功效：滋阴补血、养心安神。

绿豆薏苡仁老鸭汤

食材：老鸭 1 只，薏苡仁、绿豆各 30 克，陈皮 15 克，调味料适量。

做法：将老鸭用开水焯一遍，与洗净的薏苡仁、绿豆、陈皮一同放入砂锅之中，放适量的水，大火熬煮 20 分钟，然后去除浮油以及浮沫，继续小火熬煮 2 小时，加入适量的调味料即可。

功效：清热解暑、健脾祛湿。

青蒿茶

食材：青蒿 10～15 克，绿茶 1～2 克。

做法：青蒿洗净，加入茶叶，沸水冲泡 5 分钟后，饮用。

功效：清热消暑，生津解渴。

秋季：愉悦情志防悲伤

秋季是万物成熟收获的季节，阳气收敛，阴气始生。这个季节的养生应注意收敛精气，保津养阴，愉悦情志，防止悲伤情绪，子宫癌患者更要注意防止忧伤抑郁。饮食上要以养阴清热、润燥止渴、清心安神为主。

饮食养生宜忌

B 族维生素有营养神经，调节内分泌的作用，达到平衡情绪、松弛神经的效果。粗粮富含 B 族维生素，可促进新陈代谢，平衡情绪，松弛神经。香蕉能增加大脑中使人愉悦的 5-羟色胺的含量，帮助驱散悲观、烦躁的情绪，保持平和、快乐的心情。杏仁富含镁、钾等重要的神经传导物质，有利于稳定神经系统。

初秋要平补："秋老虎"颇凶，但要适当减少冷饮以及寒凉食物的摄入。俗话说"秋瓜坏肚"，对各种瓜类宜少食，以防损伤脾胃阳气。因此，饮食中应适当加入扁豆、芡实、薏苡仁等健脾利湿之品，以助脾胃运化。初秋气候炎热和湿气盛，再加上胃肠功能经过盛夏的消磨，易致肠道传染病的发生，大量进食各种肉食，会增加脾胃负担。此时应选用补而不峻、防燥不腻的平补之品，如鱼、瘦肉、禽蛋、奶制品、豆类以及茭白、南瓜、莲子、黑芝麻、核桃等。素有脾胃虚弱、消化不良的患者，可以服食具有健脾补脾胃作用的莲子、山药、扁豆等。

仲秋要润补：在仲秋人体常表现出"津干液燥"的征象，如口鼻咽喉干燥、皮肤干裂、大便秘结等。根据"燥者润之"和"少辛增酸"的原则，一是多食用有滋阴润燥作用的食物，如芝麻、核桃、梨、甘蔗、柿子、香蕉、荸荠、橄榄、百合、银耳、乌骨鸡、鸭蛋、豆浆等。二是宜进食带有酸味的食品，如葡萄、石榴、苹果、芒果、杨桃、柚子、猕猴桃、柠檬、山楂等。另外，此时应少吃辛辣的食物。

晚秋要滋补：晚秋气温逐渐下降，在加强营养，增加食物热量的同时，要注意少食性味寒凉的食品，并忌生冷。对于有冬季进补想法的人来讲，此时是"底补"的最佳时期。"底补"可用芡实、大枣、花生仁炖汤服，或用芡实炖猪肉等。

食疗推荐方

玉竹茶

食材：玉竹 10 克，绿茶 3 克。

做法：玉竹、绿茶用 300 毫升开水冲泡后饮用。

功效：养阴润燥、除烦止渴。

沙参山药粥

食材：沙参、山药、莲子、葡萄干各 20 克，粳米 100 克。

做法：莲子洗净，提前浸泡 2 小时备用，山药切片，沙参装入纱布袋中，葡萄干及粳米洗净备用，先将莲子放入砂锅内，加适量清水，小火煨炖半小时，再放入粳米、山药片及药袋，大火煮沸，转小火煮至粥稠，去药袋，加入葡萄干即可。

功效：益气养阴、补脾肺肾、养心安神。

石斛老鸭汤

食材：老鸭 1 只，鲜石斛 10 克，黄芪、沙参各 30 克，料酒等调料适量。

做法：老鸭剁块，焯水，放入油锅中爆炒，加入料酒，炒出香味，将鲜石斛、沙参、黄芪入净布包起，同老鸭一同放入砂锅内，以小火微煲，直至酥软，加上调料即可食之。

功效：益气养阴、补中安脏。

罗汉果茶

食材：罗汉果 1 个，可用干果，也可将干果研碎后备用。

做法：取适量罗汉果，用沸水冲泡，闷 10 分钟后，即可饮用。

功效：清热润肺，滑肠通便。可用于肺火燥咳，肠燥便秘等。

冬季：滋肾养肝注养藏

中医学认为，冬季五行属水，其气寒，通于肾，以养藏为本。冬季天寒地冻，容易加重子宫癌患者畏寒，手脚冰凉等症状，因而往往到了冬季，患者就容易贪食味厚性热之品，而温燥之品进食过多易生火伤阴。故冬季亦不可一味服食益肾温阳之品，也要注意滋阴养液，才能维持人体的阴阳平衡。

饮食养生宜忌

中医学认为，水生木，滋肾水可以养肝，调畅气机。因此子宫癌症患者冬季可多食一些补肾的食物，如栗子、核桃、芝麻等。

在日常饮食上，要注意营养、御寒和防燥三原则。

（1）营养：指膳食能量不过剩，饮食中增加蛋白质的含量，以鸡肉、鸭肉、鸽肉、兔肉等优质蛋白为佳。

（2）御寒：指通过饮食以抵御寒冷，人怕冷与体内缺乏矿物质有关，要保证豆、肉、蛋、乳的基本摄入量，以满足人体对钾、镁、铁等元素的需求。对于特别怕冷的患者，可以多补充些根茎类蔬菜，**如胡萝卜、薯类**等，老年人可适当摄入奶类和豆制品、虾皮等含钙较多的食物。

（3）防燥：指通过饮食以防干燥，防止皮肤干燥和口角炎、唇炎等，主要补充富含维生素 B_2 的动物肝、蛋、乳，以及富含维生素 C 的新鲜蔬菜和水果，这正是中医"秋冬养阴"的深刻内涵所在。

食疗推荐方

韭菜炒胡桃仁

食材：韭菜 200 克，胡桃仁 50 克，芝麻油、食盐适量。

做法：将胡桃仁开水浸泡去皮，沥干备用，韭菜择洗干净切段。芝麻油入锅烧至七成热时，加入胡桃仁，炸至焦黄，再加入韭菜、食盐翻炒至熟即可。

功效：本品有补肾助阳、润肠通便的作用。

枸杞杜仲鸽子汤

食材：枸杞子、炒杜仲各 15 克，鸽子 1 只，大枣 3 枚，生姜 5 片，调味料适量。

做法：枸杞子、杜仲、大枣洗净，装入纱布袋中。鸽子洗净、切块，置沸水中加生姜稍滚片刻，再洗净。所有食材一起放进砂锅内，加适量清水，武火煲沸后，改为文火煲约 2 小时，去纱布袋，加入适量调味料即可。

功效：滋补肝肾、强筋骨、益精明目。

黑豆枸杞粥

食材：黑大豆 30 克，枸杞子 10 克，大枣 10 枚。

做法：黑豆洗净，放入砂锅内，加水适量，用武火煮沸后，改用文火熬至黑豆熟烂，加入枸杞子、大枣，再炖煮 10 分钟即可。

功效：滋补肝肾、益气活血、养血安神。

芝麻燕麦糊

食材：血糯米、燕麦各 50 克，芝麻 30 克。

做法：将血糯米、燕麦、芝麻放入豆浆机中，加水，选豆浆模式，约 20 分钟，豆浆机自动停止，倒出米糊，即可饮用。

功效：滋补气血，益精御寒。

以上四首食疗方尤其适合于冬季食用，韭菜炒胡桃仁为经典名方，枸杞杜仲鸽子汤则是冬季一道滋补汤品，黑豆枸杞粥和芝麻燕麦糊可作为早餐食用，临床上颇受患者欢迎。

因地制宜调饮食 ●

　　中国地大物博，不同地域由于气候、环境、人们生活习惯等的差异，使得各地的饮食习惯也不同。如西北、东北地区地势高气候寒冷，人们为了御寒，饮食往往多以肉食为主；东南地区地势低洼，气候潮湿，所以很多人喜食汤、粉、茶水，以祛湿生津。

　　俗话说：一方水土养一方人。一方水土也可能导致一方疾病，不同地区，癌症发病情况也有差异。如北京、东北三省、云南省等地区，往往肺癌高发；胃癌高发区主要集中在西北及沿海各省市，如上海、江苏、甘肃、青海等较为突出；浙江、上海、江苏等地区，肠癌发病率较高；宫颈癌发病率是中西部地区高于东部地区。

　　因此，需要根据不同地区人们的生活习惯和饮食差异，给予针对性的调整措施。

西北地区：多肉少菜应注意

• 饮食建议

　　西北属于内陆地区，周围是雪山和沙漠戈壁，长期处于炎热与寒冷的气候交叠之中。夏季气候炎热，少雨；冬季寒冷，干燥。冬夏季节长，春秋季节短，年降水量低，属于典型的大陆干旱型气候。

　　这些地区的人们，长年受寒、热、燥邪之侵袭，多见皮肤干燥、咽干、津亏的表现。因常年受寒冷气候的影响，这些地区的人们易出现阳虚的表现。受地理环境等诸多因素制约，西北地区庄稼作物较少，一些少数民族地区游牧业比较发达，故常以牛羊肉等动物性食物为主，肉类食物摄入高，绿叶蔬菜的摄入相对较少。故建议：

对于气虚和阳虚的患者，常出现疲乏、怕冷、无力等症状，可适量摄入甘温益气的食物，如黄芪、核桃仁、山药、大枣、高粱等；主食种类多样，增加玉米、大豆、青稞等粗粮类摄入；尽量多吃新鲜蔬菜，增加膳食纤维的摄入，如土豆、羊肚菌、刀豆、番茄、茄子、胡萝卜、油菜等；体形肥胖、多汗、痰多的痰湿型患者，要减少牛、羊肉在每天三餐中的比例，改变饮食结构，以化痰祛湿的食物为主，如丝瓜、冬瓜、绿豆等。

· 食疗推荐方

大枣归芪汤

食材：当归、黄芪各 10 克，大枣 6 克，红糖适量。

做法：所有食材洗净，将当归和黄芪放入锅中，加 3 大碗水煮沸；随后加入大枣，大火煮沸后，小火炖约 30 分钟；再加入少许红糖，煮 3～4 分钟即可。

功效：黄芪具有补气升阳的作用；当归性甘温，具有补血活血的作用；大枣具有补中益气的功效。三者搭配食用，可补益气血。此方偏温补，故体内湿热、痰饮阻滞的患者，不建议食用。

茯苓丝瓜粥

食材：茯苓 10 克，陈皮 6 克，粳米 100 克，丝瓜 30 克，食盐少许。

做法：将茯苓、陈皮煮成汁待用；丝瓜洗净、削皮、切成小块；将粳米、茯苓陈皮汁、丝瓜一起放入锅中煮成粥，待粥浓稠时，加入少许食盐搅拌均匀，即可食用。

功效：茯苓性甘平，具有健脾祛湿的作用；陈皮可健脾理气；《中华本草》指出：丝瓜具有清热化痰的功效。三者共用，可健脾化痰祛湿，适合于体形肥胖，消化不良的患者。

◇ 沙棘蛋花汤

食材：鸡蛋 2 个，沙棘 20 克，冰糖 10 克，水淀粉适量。

做法：将新鲜沙棘洗净备用；鸡蛋打入碗中搅拌均匀；锅中加入适量清水，烧开后倒入搅拌均匀的鸡蛋，待鸡蛋散开后放入沙棘；再放入冰糖，轻轻搅拌促进其溶化；最后加入适量水淀粉勾芡即可。

功效：沙棘是一种药食同源物质，在我国西北地区广泛种植，具有极高的营养和药用价值，临床上常用复方沙棘籽油栓治疗阴道炎、宫颈糜烂、慢性盆腔炎等妇科疾病。沙棘果生食较酸，做成汤则酸甜可口，适合子宫癌患者日常食用。

东南地区：减糖减压清淡饮食

◇ 饮食建议

东南地区饮食普遍偏甜，添加糖的摄入对妇科癌症的影响也日益受到营养领域的关注。添加糖是指在食品加工或制备过程中作为配料添加到食品中的糖，如红糖、蔗糖、麦芽糖等。煲汤时加点糖提鲜，或者用冰糖炒个糖色都是日常生活中常见的烹饪技巧。但是对于子宫癌患者来说，一定要注意添加糖的摄入，尤其要远离饮料、蛋糕、饼干、奶茶等高糖食物。有研究表明高添加糖的摄入与较高的子宫内膜癌风险相关，其潜在机制可能在于引起血糖显著波动产生更强烈的氧化应激反应、造成脂肪堆积引起肥胖等。对于不少压力较大的女性来说，吃点甜味食物往往是减压的一种方式，但长期来看并不利于健康。因此，建议：

控制添加糖的摄入，每天不超过 50 克，最好控制在 25 克以下；减少摄入蛋糕、奶茶、冰激凌等含糖高的食物，偶尔尝一下即可；煲汤饮汁时，建议撇去浮层上的油；多食蔬果，如菜心、油麦菜、空心菜、莲藕、芦笋等；东南地区梅雨季节长，易造成体内湿热偏重，故可适当选择化痰祛湿、利水消肿的食物，如丝瓜、白扁豆、薏苡仁、冬瓜、赤小豆、茯苓、玉米须等。

食疗推荐方

芦笋玉米须粥

食材：芦笋 50 克，玉米须 20 克，薏苡仁 30 克，粳米 50 克。

做法：芦笋洗净，切碎后放入碗中待用；玉米须洗净煮成汁。将玉米须汁与粳米、薏苡仁一起放入锅中，煮至米熟，再放入芦笋继续煮，煮至粥熟黏稠即可。

功效：本方可清热祛湿、利水消肿，尤其适合于体内湿气偏重，以及水肿或高血压的患者，可每天早晚当主食食用。

白扁豆鸡汤

食材：白扁豆 50 克，砂仁 10 克，丝瓜 30 克，去皮鸡腿肉 100 克，食盐适量。

做法：鸡腿肉洗净焯水，沥干待用；白扁豆洗净，泡好；

丝瓜削皮，切块；将鸡腿肉、白扁豆、丝瓜、砂仁一起放入锅中煮，直到白扁豆熟烂，食用时，去掉砂仁，加入食盐调味即可。

功效：扁豆、砂仁具有健脾化湿的功效；丝瓜性味甘凉，具有清热化痰的作用，三者一起食用，可化痰祛湿、健脾。与鸡肉一起煮汤食用，有利于胃肠消化吸收，增加营养。本食疗方比较符合东南地区人们的饮食习惯，可以当作午餐和晚餐菜肴食用。

薏米萝卜汁

食材：薏苡仁 50 克，白萝卜 100 克。

做法：薏苡仁洗净；白萝卜洗净，削皮切片；两者一起放入锅中，加水 500 毫升，煮汁即可，取汁饮用。

功效：薏苡仁具有利水渗湿、健脾止泻的功效；白萝卜可行气通腑；两者一起食用，可健脾渗湿、助消化，适合于腹胀、消化不良的患者。

东北地区：烧烤、重口味的嗜好要改改了

饮食建议

东北地区气候寒冷，冬季东北人外出活动少，饮食往往偏于肥甘厚腻、油重，烧烤、腌制类食物摄入较多。故在东北人的餐桌上有着这么一句话：一天三顿小烧烤，烧烤是东北人特别爱吃的食物。

东北地区冬季气候干燥，人们往往易出现皮肤干燥的表现。为了御寒，当地人们喜食高热量及油炸食物，这使得东北地区人们体形较南方人高大，体重超标或肥胖的比例也特别

高，这也成为子宫癌症高发的原因之一。因此，建议：

减少酱肉、酱菜等加工肉制品及腌制食品的摄入；减少高油和高脂肪食物的摄入，少食烧烤类食物，如烤串、烤肉、烤肠等；忌吸烟及饮酒；忌暴饮暴食；多食富含膳食纤维的食物，如玉米、菠菜、大豆、黑豆、白萝卜、芸豆、土豆、黑木耳、蘑菇、油菜、荞麦等。

· **食疗推荐方**

◦ **荷叶冬瓜汤**

食材：鲜荷叶 10 克，鲜冬瓜 200 克，食盐适量。

做法：荷叶撕成片状；冬瓜切成块。将荷叶、冬瓜一起入锅内，加水煲汤，加入少量食盐调味，即可饮汤食冬瓜。

功效：荷叶微苦，具有清热解暑、凉血的功效，现代研究认为，荷叶可降脂减肥；冬瓜性寒凉，具有清热、淡渗利尿的作用。两种食材合用，清热祛湿、减肥，且汤清爽口，尤其适合于东北地区超重和肥胖的患者，坚持服用 1～2 个月，往往会显效。

◦ **冰糖银耳粥**

食材：银耳 20 克，冰糖 10 克，小米 30 克，粳米 50 克。

做法：银耳泡发，小米、粳米洗净，将上述三种食材一起放入锅中煮熟，加入冰糖搅拌均匀，即可食用。

功效：银耳性平、味甘，滋润而不腻滞，具有益气养阴、清热润燥的功效。本方益气养阴、清热润燥，尤其适合于东北地区气候干燥致口干舌燥、大便干燥的患者。

◦ **香菇鸡肉丸**

食材：鸡胸肉 150 克，香菇 5 个，鸡蛋 2 个，姜、食盐、食用油各适量。

做法：鸡胸肉洗净切碎，香菇切成末，姜切碎，与鸡蛋一起放入搅拌器，搅碎成泥或者自行剁碎呈泥状，加入少许的食用油和食盐调味，搅拌均匀，锅内烧水，将肉泥打成丸子，下锅煮熟即可。

功效：本方可防癌抗癌、提高免疫力。香菇含有多糖类物质，可明显增强机体的抗癌能力，提高巨噬细胞的吞噬功能，促进 T 淋巴细胞的产生，并提高 T 淋巴细胞的杀伤活性。鸡肉含有丰富的蛋白质，可促进体内酶的合成，加强免疫细胞的活性，故具有提高免疫力的作用。

川渝地区及华中地区：少食辛辣避免油腻

·饮食建议

提到吃辣，四川、重庆、湖北、湖南这四个省市绝对位居全国前位，其饮食特点为麻、辣、鲜香、油大、口味重。烹饪技法多样，多达几十种，常见的如炒、熘、炸、爆、煎、炝、烩、腌、卤、熏等。这些地区的人们嗜爱辣椒、花椒、葱、姜等辛辣食物。但长期嗜食辛辣食物易助火生痰，损伤人体津液。因此，建议：

尽量避免重油食物，严格控制每天的脂肪摄入量；少吃奶茶、奶油、肥肉及油腻的食物；少食辛辣、滋腻以及大热、大补之品，如韭菜、大蒜、辣椒、羊肉、狗肉、酒、阿胶等；多食清热祛湿的蔬果，如冬瓜、赤小豆、西瓜、扁豆、白萝卜、紫菜、薏苡仁、茯苓、绿豆、芹菜、黄瓜、玉米须等；膳食中可多摄入一些滋阴生津润燥的食物，如百合、枸杞子、银耳、藕等。

沙参生津汤

食材：沙参、麦冬各 15 克，玉竹 20 克。

做法：将所有食材一起放入 500 毫升的清水中，浸泡 30 分钟，随后放入锅中煮 30 分钟左右，取药液，再加入 250 毫升水，继续煮 20 分钟，取出药液，两次药液合用。

功效：沙参、麦冬能润燥生津；玉竹具有养阴润燥、生津止渴之功效。本膳常用于燥热咳嗽、咽干口渴的患者，尤其适合于嗜辣而致津伤者。

番茄炖白扁豆

食材：白扁豆 300 克，番茄 2 个，洋葱半个，胡萝卜 1 根，芹菜 1 根，大蒜 1 瓣，食盐、食用油各适量。

做法：白扁豆洗净后用清水浸泡一晚；洋葱、胡萝卜、芹菜切碎备用；锅中加入适量清水，倒入白扁豆，加入洋葱、胡萝卜、芹菜碎，小火炖煮，至白扁豆软烂，关火冷却；番茄过热水后去皮，切丁备用；锅中加入适量食用油，加热后放入大蒜爆香，再加入番茄丁进行翻炒，炒出番茄汁，倒入白扁豆，中火炖煮 5 分钟左右，加入适量的食盐调味。

功效：白扁豆健脾化湿，番茄健脾消食，开胃生津，含有丰富的维生素，洋葱、胡萝卜、芹菜作为配菜各具风味。此方香味浓郁，白扁豆口感绵密，搭配番茄汁清新爽口，胡萝卜和芹菜丰富了口感，十分下饭，适合胃口不好的子宫癌患者食用。

百合莲藕炖梨

食材：鲜百合 50 克，梨 2 个，鲜莲藕 100 克，冰糖适量。

做法：鲜百合洗净，待用；鲜莲藕洗净、去节，切成小块待用；梨削皮，切块。先将鲜莲藕和梨一起放入锅中，炖30分钟左右，再加入鲜百合，煮15分钟左右，加入冰糖调味，放温即可食用。

功效：鲜百合具有养阴润肺、清心安神的功效；梨可清心润肺、生津止咳；鲜莲藕具有养胃滋阴、健脾益气的作用，三者一起食用，可养阴润肺、健脾养胃，适宜津液损伤、口燥咽干、大便干结的患者。

因人制宜调饮食

世上没有两条一模一样的河，自然也没有两个完全一样的人。每个个体都是独一无二的，受先天禀赋、生活环境与个人经历等多重因素影响，个体在机体结构、功能和代谢等各方面都具有特殊性。中医根据个体的不同特点和规律，提出了体质学说。临床上，子宫癌患者常见气虚质、阳虚质、气郁质、血瘀质、阴虚质。因此，我们针对这5种体质给患者提出一些适合各自的饮食建议。

气虚质：补气，提高抵抗力

气虚质是因先天禀赋不足、后天失养、年老体弱或病后气亏出现的一种体质状态，通常表现为语音低弱、气短懒言、目光少神、肢体容易疲乏、容易呼吸短促、出汗、舌淡红、舌边有齿痕。子宫癌患者中气虚质所占比例较高，一方面是由于饮食、思虑、劳倦伤脾而致使后天失养，脾虚气弱；另一方面是由于大病或久病致使精亏血少而气虚。气虚的患者容易感冒，抗病能力弱，还容易出现内脏下垂等问题，病后康复相对也比较缓慢。

气虚质患者应以益气养血、调补脾肾为食养原则。在食材的选择上，首先以性味平和、补气益气的食物为主，辅以健脾益胃、补肾益胃、补肾益肺之品。不适合食用寒湿、油腻、厚味食物。适宜食用小米、山药、红薯、马铃薯、胡萝卜、猴头菇、豆腐、鸡肉、鹅肉、鹌鹑、青鱼、鲢鱼、黄鱼等具有补气功效的食物。

· **食疗推荐方**

◇ **补虚正气粥**

食材：炙黄芪 30 克，人参 3 克，粳米 100 克，白糖少许。

做法：黄芪、人参洗净切片，浸泡半小时后入锅水煎两次，取汁备用。粳米煮粥烂熟后加入芪参汁，少许白糖，稍炖即成。

功效：本方具有补正气，健脾胃，疗虚损的功效。方中黄芪味甘性微温，补气升阳，益卫固表。人参甘温补气，粳米健脾胃，养气血，熬煮为粥，补气壮力，和胃养气。人参与黄芪合用，同粳米煮粥，补益五脏，调养气血，使正气得复，虚损之症得以恢复。

◇ **淮山药胡萝卜粥**

食材：鲜山药 100 克，胡萝卜 50 克，粳米 100 克。

做法：将胡萝卜洗净，去皮切小块，鲜山药去皮切小段备用；粳米淘洗干净，与胡萝卜和鲜山药一起放入锅中，加入适量清水，熬煮成粥。

功效：本方具有健脾益气、固肾补肺的功效。方中山药健脾益胃，益气养阴，胡萝卜健脾益气，适合气虚质子宫癌患者日常食用。

黄芪龙眼童子鸡

食材：童子鸡1只，生黄芪8克，龙眼肉50克，生姜、葱段、生抽、芝麻油、食盐、淀粉、料酒、食用油各适量。

做法：锅中放入生姜、葱段、料酒，加入适量清水与处理干净的童子鸡，待童子鸡煮至七成熟时捞出；鸡汤撇去浮沫，滤出备用；砂锅中倒入少许食用油烧至五成熟，倒入姜末，少许生抽以及鸡汤；待鸡汤烧开后，将童子鸡、龙眼肉和黄芪放入锅中烧开，再转小火慢煨30分钟；待鸡块烧烂，勾入少许水淀粉，淋上芝麻油调味。

功效：本方具有益气养血的功效。方中龙眼肉味甘性温，具有开胃益脾，安神益智的作用，童子鸡具有益五脏、补虚亏、健脾胃的作用，两者与黄芪共用，益气养血的作用更强。本食疗方口味鲜美，营养丰富，是补气温中的良方。

阳虚质：多食温阳，少食寒凉

阳虚质是由于人体脏腑功能减退、体内阳气不足、阳不制阴、阴寒内盛而形成的一种体质状态。阳虚体质子宫癌患者的特点为形体白胖、面色淡白无华、总是手脚冰凉、怕寒喜暖、喜欢吃热的食物、不敢吃凉的食物、小便清长、大便也容易稀溏、口唇淡而白，舌胖嫩湿润。阳虚质的形成多由先天禀赋不足，或后天调摄失宜所致，如情志不遂、久病失养等。阳虚质与心、脾、肾三脏关系最为密切。

阳虚质患者应以温补阳气为食养原则。根据"虚则补之""寒者热之"的原则，建议患者在饮食上多食有温阳作用的食品，如虾、核桃、韭菜、生姜、大蒜、小茴香、胡椒等温性食物，少食生冷寒凉的食物，如黄瓜、莲藕、西瓜等。

◦ **食疗推荐方**

人参胡桃汤

食材：人参 3 克，胡桃肉 5 个，生姜 3 片。

做法：人参切成片，胡桃肉洗净备用；将人参、胡桃肉、生姜放入砂锅中，加入适量清水大火煮沸，再转小火煮约 20 分钟。

功效：此方具有补气益肾、温阳散寒的功效。人参具有大补元气、固脱生津、安神的功效；胡桃肉补肾固精、温肺定喘、润肠通便；生姜擅长散寒解表，降逆止呕。

韭菜炒虾仁

食材：韭菜 200 克，虾仁 100 克，食用油、葱、姜、食盐、料酒、淀粉各适量。

做法：虾仁加少许淀粉均匀上浆；韭菜洗净后切段备用；葱、姜切丝备用；锅中热油，放入葱丝和姜丝爆香，放入虾仁煸炒至变色；加入少许料酒，放入韭菜，大火翻炒 1～2 分钟，加食盐调味后即可出锅。

功效：此方具有温中补阳的功效。方中韭菜味辛、性温，具有温中行气、温补肾阳的功效，与虾仁同食，功效倍增。

当归生姜羊肉汤

食材：羊肉 500 克，当归 20 克，生姜 15 克，食用油、食盐各少许。

做法：羊肉洗净、切块、焯水沥干后备用；将当归、生姜洗净切片后备用；锅中热油，将生姜放入煸炒片刻，放入羊肉和当归；加入适量清水煮至沸腾，转小火慢炖约 40 分钟，出锅前放入少许食盐调味。

功效：此方具有温中补血、调经散寒的功效。当归味甘、辛，性温，具有补血活血的作用；生姜行阳散寒；羊肉是补阳的佳品，可促进血液循环，增温御寒，尤其适合阳虚质患者冬日食用。

气郁质：行气解郁是关键

气郁质是指由于长期情志不畅、气机郁滞而形成的以性格内向不稳定、忧郁脆弱、敏感多虑为主要特征的一种体质状态。气郁体质的子宫癌患者对精神刺激的适应能力较差，平素性情急躁易怒、易于激动，或忧郁寡欢、胸闷不舒、时欲叹息，或有咽喉异物感、乳房胀痛、舌淡红、舌苔薄白。一般情感上悲喜过度，怒思交结，以及受不良环境因素等长期影响容易形成气郁质。

相对于男性而言，女性情感细腻、敏感，患癌后出现情绪波动、焦虑、失眠等，不在少数。而不良的情绪会加重病情，不利于康复。何裕民教授在肿瘤临床治疗中提出"医、药、知、心、食、体、社、环"八字方针，打组合拳治疗子宫癌，临床疗效颇佳。其中心理调适，保持良好的情绪就是子宫癌症患者康复的重要一拳。女性往往善于倾诉，通过与家人、朋友沟通诉说，把不愉快的情绪及时表达出来、及时释放出来，心情就好多了，这是非常好的宣泄郁闷的方式。

何裕民教授说，早年行医遇到过一例患者，给了他很大启发。40多年前，何裕民教授刚行医时，有一天下着雨，一位老人找何裕民教授看病。何裕民教授给她开完方子后，这个老人就滔滔不绝地跟何裕民教授说：这个人对她不好，那个人对她也不好，尽是家庭琐事。何裕民教授当时也没有其他患者，就一直听她抱怨。讲完以后，这位老人站起来跟何裕民教授说："你这个医生真好。我跟你说了以后，心里开心多了，不吃药病都好多了。"何裕民教授当时很纳闷，不过，很快就醒悟到一点：其实，人都有郁闷的时候，人都需要宣泄，人都需要及时表达情感。

因此，建议患者多结交朋友，多倾诉内心的不适；或者到大自然呼吸一下新鲜空气，多走走，转换心情；也可以平时做一些自己比较感兴趣的事情，如跳舞、烹饪、书法、绘画、旅游、打牌等，能够很好地分散注意力，缓解不良情绪。

气郁质患者应以疏通气机，行气解郁为食疗原则。建议患者多参加社会活动，常看喜剧、相声，或者富有鼓励、激励意义的电影、电视。尽量不看悲剧、伤心剧情等负面情绪的影视作品。多听轻快、开朗、活泼的音乐，培养开朗、豁达的意志。饮食上应少饮酒，多吃一些能行气的食物，如佛手瓜、橙子、橘皮、海藻、玫瑰、荞麦、茴香菜、火腿等帮助调畅气机。

食疗推荐方

丁香梨

食材：雪梨1个（约350克），丁香15粒，冰糖20克。

做法：梨去皮，用竹签扎 15 个孔，每个孔放入 1 粒丁香；将梨放入合适的容器中，再放入锅中蒸 30 分钟；冰糖加清水溶化，熬成糖汁；取出梨，去除丁香，浇上糖汁即可。

功效：此方具有理气化痰、益胃降逆的功效。梨肉性寒，具有化痰生津、消食散痞的功效，蒸熟后益胃滋阴效果更佳；丁香性温，行气和胃。两者合用，共奏理气化痰、益胃降逆之功。

橘皮粥

食材：橘皮 20 克，粳米 100 克。

做法：将橘皮洗干净，切丝备用；粳米淘洗干净，放入锅中加入适量清水，熬煮成粥；至粥将成时，加入橘皮，再略煮片刻。

功效：此方具有顺气、健胃的功效。方中橘皮即陈皮，味苦、辛，性温，橘皮苦能泻能燥，辛能散能温，能补能和，顺气理中。与粳米煮成粥，适合脾胃气滞，食欲不振的子宫癌患者食用。

甘麦大枣茶

食材：甘草 10 克，大枣 15 克，浮小麦 30 克。

做法：大枣去核，将甘麦、大枣、浮小麦放入壶中，加入适量的清水，煮约 20 分钟。

功效：此方具有养心宁神、益气解郁的功效。此方中甘草、大枣甘平性缓，补中益气而益津血；小麦甘寒，滋肝阴而宁神志，对于气郁质的患者可作为长期保健饮品。

血瘀质：活血化瘀是要义

血瘀质是由于体内推动和促进气血运行的因素减弱，血液运行速度迟缓而引起的一种体质状态。血瘀体质的子宫癌症患者常表现为面色晦暗或色素沉着、口唇色暗、眼眶暗黑、皮肤干燥粗糙、常在轻微磕碰后或不知不觉间身体出现瘀青或瘀斑、舌头也常见紫暗或有瘀点、舌下静脉曲张、脉细涩等。血瘀质形成的主要因素有气滞、气虚、寒凝、热灼及外伤，血瘀的产生与心、肺、肝的关系密切。

血瘀质的患者应以活血化瘀、行气化滞为食养原则。首先以选择活血理血的食物为主，辅以理气、补气、温经、清热等食物。饮食上，可常食桃仁、黑木耳、鸡内金、桃花、菱角、油菜、黑大豆等具有活血祛瘀作用的食物，山楂粥、花生粥也颇相宜。除了饮食调理以外，还要培养乐观的情绪，苦闷、忧郁可加重血瘀情况。

◦ 食疗推荐方

◦ 山楂内金粥

食材：山楂 3 个，鸡内金 1 个，粳米 100 克。

做法：将鸡内金洗净烘干后研磨成粉备用；山楂去核，切碎；粳米淘洗干净，放入锅中加入适量清水，再将山楂倒入锅中与粳米熬熟煮烂；至粥将成时，加入鸡内金粉，再略煮片刻即可。

功效：此方具有散气结、化瘀血的功效。方中山楂味甘、酸，性温，具有助脾健胃、助消化的作用，入血分，善散结；鸡内金味甘性平，具有消食磨积、健脾止泻的作用。

● 黑豆红花饮

食材：黑豆 30 克，红花 6 克，黑枣 10 枚，红糖 15 克。

做法：将黑豆、黑枣和红花加入适量清水用大火煮沸，再用小火焖煮 1 小时左右；捞出以上食材，再加入红糖搅拌溶化后即可饮用。

功效：此方具有补血祛瘀、健脾补肾的功效。此方中黑豆味甘性平，具有补肾益血的作用；黑枣味甘，性温，具有益气补血、健脾和胃的作用。黑豆与黑枣同用可滋肾健脾，益精养血。此外，红花可活血通经、去瘀止痛，红糖散寒活血、舒经止痛。

● 三七薤白鸡肉汤

食材：鸡肉 350 克，枸杞子 20 克，大枣 10 枚，三七、薤白各 5 克，生姜、葱适量，食盐少许。

做法：锅中放入生姜、葱段，加入鸡块焯水后捞出；三七洗净切片，薤白洗净切碎；将鸡肉、三七、薤白和大枣放入锅中，加入适量的水，用小火慢煲；在出锅前加入枸杞子和适量食盐，再慢煲几分钟即可食用。

功效：此方具有活血化瘀、散结止痛的功效。此方中三七能化瘀止痛、活血止血，薤白能通阳散结、行气导滞，两者合用能有效调理血瘀体质；枸杞子滋补肝肾；鸡肉益气养血；生姜、大枣合用温补中焦脾胃、培补元气。

阴虚质：滋阴清热是重点

阴虚质是指机体津液、精血等阴液相对不足，以阴虚内热等虚热表现为主要特征的体质状态。阴虚质的子宫癌患者通常会出现手足心热，口燥咽干，渴喜冷饮，大便干燥，小便色黄，舌红少津少苔等症状。阴虚质形成原因常见于先天禀赋不足、情绪长期压抑、喜食辛辣燥热之物等。

阴虚质的患者应以滋阴清热润燥为食养原则，辅以镇静安神。在饮食上，患者可选择百合、酸枣仁以滋养心阴；南沙参、麦冬以滋阴润肺；玉竹、石斛以益胃阴，以及银耳、燕窝、海蜇、黑芝麻、桑葚、葡萄、梨、海蜇、荸荠、莲藕、菠菜等食材。

• 食疗推荐方

◇ **石斛绿茶饮**

食材：石斛 5 克，绿茶 3 克。

做法：将石斛与绿茶放入壶中，加入适量清水，煮沸后饮用。

功效：此方具有养阴清热、生津止渴的功效。方中石斛味甘，性微寒，具有养阴清热、益胃生津的作用，适用于低热烦渴，口咽干燥，胃阴不足。绿茶味苦、甘，性凉，可清心提神，清热降火。但脾胃虚寒、失眠者不宜饮用此方。

◇ **冰糖炖海参**

食材：水发海参 50 克，冰糖少许。

做法：将水发海参洗净，放入容器中，加入适量水，再放入锅中隔水炖至熟烂；冰糖加水溶化，熬成糖汁，倒入海参内即可。

功效：此方具有补肾益阴、养血润燥的功效。海参味甘、咸，性温补，补肾水，益精髓，加之润燥生津的冰糖，滋阴润燥的效果更佳。

蜜蒸百合

食材：新鲜百合 200 克，蜂蜜适量。

做法：将百合洗净后加入蜂蜜搅拌均匀，然后将蜂蜜百合放入容器中，隔水蒸熟即可。

功效：此方具有滋阴润肺的功效。方中百合味甘，性微寒，善养肺阴，润肺止咳，蜂蜜性味甘平，补中润肺，两者合用共奏滋阴润肺之功。

六
子宫癌不同治疗时期的精准饮食

　　如果说与癌细胞对抗的过程是一场战役，那么营养支持对于身体来说就是弹药补给。据统计，恶性肿瘤患者营养不良发生率总体超过 40%，约 22% 恶性肿瘤患者直接死于营养不良，其严重危害着患者的生存及生活质量。饮食为我们的身体提供必要的能量和营养物质，支撑着我们身体的各项功能正常运行以及增强我们的免疫力，使我们的身体更加强大，更有力量与肿瘤细胞作斗争。对于子宫癌患者来说，不同治疗时期身体对于饮食的需求是有所差别的，精准饮食更有利于我们打赢这场战役。

手术期

术　前

· 营养评估

　　子宫癌患者是营养不良及营养风险的高发群体，肿瘤择期手术患者的营养不良发生率为 20%～80%，许多子宫癌患者在入院时已经处于营养不良或存在营养风险状态。肿瘤对营养的消耗会导致人体能量消耗增加，蛋白质分解加快、脂质氧化增加、消化功能变差和食欲减退导致饮食营养素摄入不足。此外，炎症和代谢应激反应紊乱等均会导致营养不良。子宫癌症患者的营养状况与治疗进展、恢复效果、治疗费用、并发症以及生存预后质量密切关联。所有肿瘤患者入院后应该常规进行营养评估，以了解患者的营养状况，从而确立营养诊断。

营养评估的目的在于明确患者的营养问题是什么原因造成的及营养不良的严重程度，尽早发现并及时给予营养支持治疗。手术前的营养状况评估能及时、尽早发现营养不良或营养风险，减少患者术后并发症和术后再入院率，改善患者生活质量以及提高患者存活率。营养评估包括膳食调查、人体测量和实验室指标。患者可以观察最近是否出现腹围逐渐增大、持续性的饱胀感、胃口逐渐下降、恶心呕吐、体重减轻、下腹或盆腔的慢性疼痛，以及尿频或尿急等症状。研究证明体重下降越明显、体重指数（BMI）越低，患者生存期越短。体重指数也与免疫治疗的疗效呈正相关，肥胖（BMI＞28 千克/米^2）可能是免疫治疗的疗效预测因子之一，因为脂肪可储存雌激素，减缓其代谢，过量的脂肪可能变为雌酮和甲基胆蒽。体重超标15％，患有子宫内膜癌的危险性较常人增高 3 倍。

目前营养评估最常用的工具之一是患者主观整体评估（patient-generated subjective global assessment，PG-SGA）（附录），这是专门为肿瘤患者设计，尤其适用于子宫癌患者。宫颈癌的早期发现得益于无创性筛查工作的普遍开展，子宫内膜癌早期即出现阴道不规则流血的症状，可在早期进行诊断。

主观整体评估需要患者和医务人员共同参与完成，内容由患者自我评估部分及医务人员评估部分构成。患者自我评估部分包括体重、摄食情况、身体活动和身体功能 4 个方面，医务人员评估包括疾病与营养需求的关系、代谢方面的需要、体格检查 3 个方面。根据患者主观整体评估总评分多少将患者分为无营养不良、可疑营养不良、中度营养不良及重度营养不良四类。无营养不良者，不需要营养干预，直接进行抗肿瘤治疗；可疑营养不良者，在营养教育的同时，实施抗肿瘤治疗；中度营养不良者，在人工营养（肠内营养支持治疗和肠外营养支持治疗）的同时，实施抗肿瘤治疗；重度营养不良者，应该先进行人工营养 1～2 周，然后在继续营养治疗的同时，进行抗肿瘤治疗。

术前 1～2 天限制饮食

禁食、禁饮是接受全身麻醉前的必经流程，其最主要是为了防止发生全麻过程中的反流误吸这一极严重的并发症。正常状态下食管的末端与胃的连接口有一块贲门括约肌，它起到防止胃内的食物反流到食管的作用。即使它出现问题，胃内容物反流到食管，甚至到达咽喉部，由于还有咳嗽和吞咽两个"门神"起到保护性的反射作用，也可以阻止胃内的食物反流进入气管及肺内。但是在全身麻醉药物的作用下，贲门括约肌处在松弛状态，使得胃内容物极易反流至口咽部，同时这些药物也会使得呛咳及吞咽反射减弱或消失，胃内的食物就很有可能反流至气管甚至肺内。一旦胃内高酸度的内容物误吸入呼吸道内，可导致严重的并发症，比如吸入性肺炎、气道痉挛、呼吸道梗阻，甚至是窒息，威胁到生命安全。

禁食时间根据胃对不同的食物排空的时间来决定，热量越高的食物，胃排空的时间就越长，那么禁食禁水的时间也会相应延长。食物进入胃内 5 分钟后，表现为胃排空。三大营养物质中，排空速度的快慢依次为糖类食物，其次为蛋白质和脂肪。目前混合食物完全排空所需时间为 4～6 小时，其次为米饭、面条及白粥等不含油脂的食物，再次为肉类食物、鱼虾等，蔬菜中消化时间最长的为根茎类蔬菜。根据最新的中国麻醉学指南与专家共识推荐，成人术前需要禁脂肪及肉类固体食物 8 小时，禁淀粉类固体食物 6 小时，儿童术前禁食脂肪类固体食物 8 小时，禁食淀粉类固体食物 6 小时，禁饮牛奶 6 小时，禁饮母乳 4 小时，禁饮清淡饮料和水 2 小时。

但长时间的术前禁食、禁饮不但是非必需的，而且可能会对女性患者产生很多负面影响，如心理焦虑、头痛、脱水、低血容量和低血糖等。手术本身会导致营养需求增加，术前长时间禁食、术后饮食摄入减少易导致营养状况下降，不利于患者对手术的耐受和术后康复。专业医护人员应结合每位患者的实际情况和具体的手术时间实施术前禁食、禁饮方案和心理疏导。建议术前 1～2 天对患者进行限制饮食，使患者手术前做好营养储备，增强体质，为顺利度过手术期提供物质保证。此外，术后一段时间不能正常进食，伤口愈合、组织再生都需要营养，这也需要术前做好营养储备。

手术前应激会明显加重术后的代谢反应，可通过麻醉诱导前 2～3 小时避免禁食并补充口服碳水化合物得到缓解。术前补充能量制剂能促进肠道功能的恢复，且不增加术后感染的发生风险。有报道显示，在术前 2 小时给予清流质饮食的经腹子宫肌瘤切除术患者中，术后 24 小时恶心、呕吐的发生率明显下降，且住院时间缩短、就诊满意度较术前禁食者显著提高。在术前需进行必要的调整饮食，摄取足够的碳水化合物，减少蛋白质消耗。多吃蔬菜水果，蔬果中的维生素和矿物质对术后的修复有帮助。如维生素 A 和 B 族维生素可促进组织再生和伤口愈合；维生素 K 参与凝血过程，减少术中及术后出血；维生素 C 可降低微细血管通透性，减少出血。

患者术前在食物选择上应降低粗纤维食材、油炸食物及不易消化食物的摄入，手术开展前 2 天，食物选择上为无渣饮食，如面条、馒头、稀饭、蒸鸡蛋、鱼丸、虾仁、豆腐等，禁食蔬菜、水果及甜食等。术前 1 天，要求午餐后患者主食以稀饭、面条为主，晚餐为米汤。患者配合常规指导，服药后，可鼓励患者多走动，顺时针进行腹部按摩，促进肠道局部蠕动，协助排便。对部分患者而言，在术前饮食方面，若进食不易消化的食物后，服用肠道准备药剂，经过数十次排泄后仍然存在食物残渣，满足不了手术预期，此时可多次配合灌肠，达到手术要求。需要人员掌握食物特性，有针对性地术前 1～2 天指导患者合理开展限制饮食。

能进食者应吃些富含蛋白质的食物，蛋白质可以为身体供给能量，增强机体的免疫力。一旦蛋白质摄入不足，会导致免疫力低下，不利于手术顺利进行。因此，每天必须摄入至少75 克蛋白质。富含蛋白质的食物有鱼类、肉类、蛋类、豆类等。此外，进食困难者，应考虑口服营养补充剂。患者还需补充足够的碳水化合物。子宫癌患者应摄入充足的易消化的碳水化合物，保证肝脏储存较多的糖（肝糖原），保证手术过程中血糖浓度，及时提供能量，保护肝脏免受药物的损害。碳水化合物是机体重要的构成成分，当供应充足时，机体就不需动用蛋白质来提供能量，这样就节约了蛋白质，增强了体质。适合子宫癌患者手术前食用的富含碳水化合物的食物有粥、面条、面包、花卷等。

术　后

饮食三步曲：流质→半流质→软食

手术后，根据手术切除的部位、大小或有无并发症决定开始进食时间。患者在饮食过渡期间既要遵从医嘱，又要结合自身对食物的耐受情况合理调整。大部分抗肿瘤治疗的副作用在恢复期逐渐消失，但部分副作用（如食欲缺乏、腹胀、疼痛、味觉或嗅觉变化、吞咽困难）可能会持续一段时间，因此在选择食物之前，首先要注意饮食的逐渐过渡，形成营养平衡，合理的食物结构。

对于手术后未造成胃肠道损伤的子宫癌症患者，术后 2 小时后患者可以饮少量白开水，无不适后可增加饮水量。术后 6 小时可进食米汤、萝卜汤等，进食肉汤需将油与汤分开，只喝汤，不摄入脂肪。术后 1 天如无腹胀，可进食半流质饮食。解大便后可进食水果。住院期间宜少量多餐、逐渐增量，不能进食豆浆、糖水、牛奶等，防止引起肠胀气。建议饭后下床慢走。术后进食应根据患者胃肠道的恢复情况逐渐进行，不是一成不变的，患者从饮水及易消化的稀米汤等清流质开始进食，根据耐受情况逐渐加量，一般遵循由少至多，由稀至稠，食物由单种至多种，由流质、半流质到软食的原则逐渐过渡。尽量做到细、软、烂和营养充足，食物以细软易消化为主，避免辛辣刺激的食物，促进消化、免疫功能恢复。

对于造成胃肠道损伤的肿瘤患者，一般先给予米汤、藕粉、蔬菜汁等清流质，2～3 天后可尝试浓米汤、清淡肉汤、浓蔬果汁等流质，1～2 周后可尝试半流质，如面条、面片、稠粥等；半流质同样适用于肿瘤术后恢复期患者。由于半流质含水较多，固形物较少，营养素供给较少，为了满足营养素和能量需要，大多采用少食多餐的方式进食（每隔 2～3 小时进食 1 次，每天 6～8 次），然后根据耐受情况逐步过渡至软食。不同肿瘤患者的情况不同，年轻患者恢复得快一些，老人、平时体弱的患者恢复得慢一些，但过渡原则是相似的，由少至多、由稀至稠、由单种至多种、逐渐加量。

饮食要易消化、少刺激、不胀气，不能暴饮暴食，但也不必过于小心，关键是掌握好原则，切忌走极端。必要时口服营养补充制剂，保证营养需要，预防营养不良。为了促进伤口的愈合和病情的好转，应尽早恢复经口饮食，进食情况不佳导致摄入营养不足者，可给予肠内营养（口服营养补充制剂或管饲），但需要在营养师指导下选择肠内营养制剂或特医食品，促进消化、免疫功能恢复。

如何制作流质饮食

流质饮食是指食物呈液体状态、在口腔内能溶化为液体，比半流质饮食更易于吞咽和消化、无刺激性的食物。流质膳食所供营养素均不足，因此只能短期应用，作为过渡期的膳食。流质饮食需每天供应 6～7 次，每次 200～250 毫升，总能量不超过 1 000 千卡，特殊患者按营养师医嘱而定。避免过咸或过甜，注意饮食中成酸食物和成碱食物之间的平衡。

在制作流质食物时，患者不能简单认为流质食物就是粥水、汤水、藕粉或米糊等这类成分单一的食物。随着厨房加工用具的升级，各种食物都可以用来制作流质餐。比如，可以将瘦肉附着的肥肉和肉筋去除，煮熟后待用；也可将鱼蒸熟，选用靠近鱼腹部位的肉。然后将瘦肉或者鱼肉同米粉（熟）油、盐、煮熟的胡萝卜或者嫩的蔬菜加在一起，用搅拌机绞碎，就可以得到营养充分的流质餐。下面介绍几种操作方便，美味可口的流质餐。

鸡蛋薄面糊

食材：面粉 25 克，鸡蛋 1 个，芝麻油 5 克，食盐 1 克。

做法：面粉加水调成面糊，鸡蛋打散。再在锅里加水，待水开后加入面糊。等再开时加入鸡蛋液，最后放入芝麻油和食盐即可。

猪肝糊

食材：猪肝 25 克，面粉 10 克，食盐 1 克，芝麻油适量。

做法：首先，面粉加水调成面糊，猪肝用搅碎机/破壁机打成碎末状。然后在锅里加水，水开后加入面糊，等再开时加入猪肝碎末，最后加芝麻油与食盐调味即可。

过滤肉汤

食材：瘦肉 200 克，配料适量（如莲子 5 克，百合 5 克，薏苡仁 10 克，山药 10 克，土豆 10 克，配料选择爱吃或术前经常吃，且无不良反应的食材），食盐适量。

做法：先把瘦肉放入滚水中大火 3 分钟，然后取出洗净。再洗净配料，把适量水大火 6 分钟煮至滚，放入全部材料，中火 40 分钟，放入食盐调味。最后过滤出清汤 250 毫升即可。

稀杏仁霜

食材：杏仁霜 20 克，温水 250 毫升，白糖 5 克/盐 1 克。

做法：将温水倒入杏仁粉中，搅拌均匀，依据口感和自身情况加入白糖或食盐调味（如血糖正常，则推荐糖量为 5 克，如血糖指数异常，可不加糖换作 1 克食盐调味）。

如果觉得制作麻烦或制作条件有限，也可以使用现成的配方营养素作为流质的主要部分。配方营养素在各大医院都可以买到，是根据人体所需的营养成分，按照标准比例配制的。在标准使用方法下，单用营养素就可以维持身体的全部营养需要。

半流质饮食指什么

半流质饮食是指介于流质饮食与软食的过渡膳食，外观呈半流体状态，比较易于消化，渣滓含量极少的液体或半液体食物。全天蛋白质 50～60 克，各种维生素及矿物质应注意补充，总热量 6 279～8 372 千焦（1 500～2 000 千卡）。应注意采取少食多餐的原则，每隔 2～3 小时吃一次，每天 5～6 餐。常用的半流质食物有肉松粥、汤面、馄饨、肉末、菜泥、蛋糕、小汤包子等。

膳食原则：

（1）禁食辛辣刺激性食物，避免过冷或过热的食物，少量多餐，每餐食物的总容量为 300 毫升左右。

（2）食物应细、软碎、易咀嚼、易吞咽，一般食物都应切小、制软。

（3）少量多餐，忌用粗纤维、粗粮、咀嚼吞咽不便的食物，食物应无刺激性易消化，主食以馒头、烂饭、面条、粥等为主。每天供给的营养素应达到或接近我国成年人推荐供给量。

（4）一般半流质膳食：食物稀软、膳食纤维较少，根据病情和消化能力患者可吃些软荤菜、软素菜及去皮软水果等；少渣半流质膳食：比较严格地限制膳食中的纤维，除过滤的菜汤、果汤、果汁外，不用其他果菜。

（5）限量多餐，可以每天吃 5～6 餐，每餐间隔 2～3 小时。全天主食最好不超过 300 克。这样既能满足机体的能量和营养要求，又能减轻消化道的负担。

软食有哪些

软食指介于半流质与普食之间软而烂容易咀嚼和消化的食物，饮食结构与普通饮食结构相同。常用的软食有面条、软饭、饺子、馄饨、包子、馒头、豆腐等。软食与半流质饮食区别较大，半流质饮食为半流动状态，软食主要为固体状态。

膳食原则：

（1）因蔬菜都是切碎煮软的，维生素损失较多，所以要注意补充富含维生素 C 的食物，如番茄、新鲜水果等。

（2）食物无刺激性易消化，主食以馒头、软饭、面条、粥、豆腐等为主。

（3）禁食油炸食物，少食含粗纤维的蔬菜，禁用强烈辛辣调味品，不用或少用大块的肉、禽、韭菜、豆芽、咸鱼、咸肉和其他咀嚼不便的食物。

低脂饮食指哪些

研究发现摄入过多的脂肪会增加卵巢癌和子宫内膜癌的患病风险。膳食脂肪摄入量与雌激素水平呈正相关，而升高的雌激素水平可能促进卵巢癌细胞的生长和增殖。肥胖是子宫癌症患者发病的因素之一，子宫癌症患者在康复期要切记控制饮食，以免影响疾病预后。建议子宫癌症患者遵循低脂饮食。

低脂饮食要求限制每天食物中总脂肪的摄入量，同时提高摄入脂肪的质量。根据我国实际情况，建议将脂肪限量程度分为三种：

（1）严格限制脂肪膳食：膳食脂肪供能占总热量的 10％以下，脂肪的总量每天不超过 20 克。

（2）中度限制脂肪膳食：脂肪占总热量的 20％以下，相当于成年人每天脂肪摄入总量不超过 40 克。

（3）轻度限制脂肪膳食：膳食脂肪供能不超过总热量的 25％，相当于每天摄入脂肪总量在 50 克以下。

注意事项：

（1）注意"看不见"的脂肪。日常饮食中还要特别注意那些隐藏起来的脂肪，例如肉类、蛋类、奶制品、动物内脏、豆制品，还有坚果类食物，如花生、瓜子、核桃、杏仁、开心果、松子等均含有较多的脂肪。加工食品的反式脂肪酸含量很高，反式脂肪酸会影响人们的健康，要额外注意沙拉酱、方便面、巧克力和蛋糕等食物。这些"看不见"的脂肪恰恰是人们容易过量食入的。

（2）烹调方法要注意。建议多采用蒸、煮、炖、卤、凉拌等方法，避免煎、炸等烹调方式。用低脂或脱脂乳制品替代全脂奶。选择正确的好油，如 ω‐3 多不饱和脂肪酸（ω‐3 PUFAs）多的亚麻籽油、核桃油和单不饱和脂肪酸多的橄榄油、茶油等植物油。或选用金枪鱼、三文鱼等富含 ω‐3 多不饱和脂肪酸的深海鱼。避免反式脂肪及饱和脂肪（黄油、牛油、动物性皮脂、棕榈油、椰子油）。在烹饪时要注意油的用量，可以购买一个量油杯，并根据自己的实际情况进行调整。

适量补充益生菌，更有益

益生菌是指一类能改善宿主微生态平衡、恢复微生物组稳态的活性有益微生物的总称。通俗来讲，可以把益生菌理解为对人体有益的微生物。益生菌具有三个特点，首先它得是"活"的，其次它得有足够"数量"，再次它能够对人体健康产生"益处"。常见的益生菌菌属有乳杆菌、乳酸杆菌、双歧杆菌、链球菌、酵母菌等，不同的菌属有不同的菌种，不同菌种还有不同的菌株，例如鼠李糖乳杆菌中的鼠李糖乳杆菌 GR-1 被发现能够改善女性阴道炎症等问题。

俄国科学家伊利亚·梅契尼克夫被称为"益生菌之父"，他最早提出酸奶中的乳酸菌可以促进肠道健康，调节肠道菌群，从而促进人的健康和长寿，这个理论被称为"酸奶长寿"理论。在此之后，人们越来越关注益生菌与健康之间的关系。益生菌被发现在治疗腹泻、调节肠道菌群、增强免疫力、缓解肥胖、降低胆固醇、降血压等方面发挥着重要的作用。

健康女性的阴道中有许多微生物定植，其中乳杆菌起着很重要的作用（95%），是阴道内的"老大"，为优势菌种。在正常的阴道菌群中，乳酸杆菌可以抑制其他菌的过度生长，维持阴道环境的酸性（pH 3.8～4.4），并且能产生抗菌物质帮助抵抗病菌的入侵，还可以通过竞争性排斥来防止侵袭性病原体黏附在阴道上皮上。阴道微生物平衡是以乳杆菌为优势菌的动态平衡状态，轻微的失衡可以自行调剂，但严重的菌群失衡会导致感染宫颈人乳头瘤病毒的概率增加。女性生殖道人乳头瘤病毒感染的发生率较高，尽管短期人乳头瘤病毒阳性并不导致癌变，但是会引起患者恐惧和焦虑情绪。

研究表明，维持阴道微生态平衡可以有效降低高危型人乳头瘤病毒的感染，乳杆菌阴道胶辅助治疗可显著提高重组人干扰素 α‐2b 治疗效果，同时有促进阴道与宫颈的微生态稳定的作用。乳杆菌不仅可以酸化阴道环境，还可以分泌抗生素，杀死宫颈癌细胞，减少宫颈癌治疗过程的副作用。研究表明，口服卷曲乳杆菌可以增加人乳头瘤病毒的清除率，多摄入乳杆菌可以降低高危亚型人乳头瘤病毒感染、宫颈上皮肉瘤变和癌症的检出率。世界卫生组织推荐鼠李糖乳杆菌（GR‐1）和罗伊氏乳杆菌（RC14）来守卫女性私处，这两种菌都可以顺利通过胃肠道，定植在阴道，产生过氧化氢抑制病原微生物的生长。

近年来益生菌在抗肿瘤及改善肿瘤不良反应方面的潜力也受到了越来越多的关注。有研究发现李斯特菌 ADXS11‐001 能分泌李斯特溶血素 O，可以与人乳头瘤病毒的 E7 致癌蛋白相结合，从而激活 MHC-I 类通路，在临床上用于治疗宫颈癌。一项 11 期临床试验数据显示，在 26 例转移性或复发性的宫颈癌患者中，李斯特菌 ADXS11‐001 的治疗使 38.5% 的患者达到了 12 个月的中位总生存期，并且治疗的耐受性良好，无严重不良反应。

化疗相关性腹泻（CID）是子宫癌症患者化疗后常见的一种药物不良反应，疾病本身的病变可能会出现胃肠道功能的紊乱。益生菌可缩短子宫癌症患者的腹泻持续时间，从而减少化疗相关性腹泻过程中的炎症反应。并且口服益生菌可有效改善宫颈癌放疗后肠道菌群失调，预防放疗所致的急性放射性肠炎发生。

但益生菌比较"娇气"，对于温度有较高的要求，因此，使用益生菌有以下注意事项：

（1）益生菌不同的菌株具有不同的功效，且益生菌对人体的作用具有个体差异性。因此，在选择服用益生菌时，既需要了解相关菌株的有益功能，又需要依据自身特点对益生菌进行个性化的应用。

（2）对于某些特殊人群，如免疫力低下或免疫缺陷患者是否能够使用益生菌进行辅助治疗或缓解治疗过程中的不良反应，应谨遵医嘱，听从医生的建议，谨慎使用益生菌。

（3）服用益生菌时，不要与抗生素一起服用，建议最好时间间隔保持在 2 小时以上。

（4）不要用热水冲服益生菌，建议水温不宜超过 40 ℃，与人体正常体温相近最佳，避免益生菌受热失活引起活性降低或丧失。

服用益生菌期间，多服用蔬菜水果，蔬果中含有丰富的膳食纤维和益生元，更能促进益生菌在肠道中定植。

既然益生菌有这么多好处，那么我们该如何选择益生菌呢？很多人认为贵的国外进口的就是好的，但是中国人的体质、肠胃和外国人的体质、肠胃有一定区别，适不适合更重要。

口服益生菌要看主要成分是否含有卷曲乳杆菌、鼠李糖乳酸杆菌、植物乳杆菌等以及是否有肠溶包衣或采用包埋技术。

如有便秘、腹泻、乳糖不耐等肠道问题可以选择嗜热链球菌、嗜酸乳杆菌、罗伊乳杆菌或鼠李糖乳杆菌等。如有免疫力低下、易感染等问题，可以选择嗜酸乳杆菌、乳双歧杆菌、鼠李糖乳杆菌等。如果有女性生殖系统感染或阴道健康问题，可以选择卷曲乳杆菌、乳酸杆菌等。

目前，市场上销售的益生菌食品主要分为普通食品和保健食品。《中华人民共和国食品安全法》规定，普通食品不能宣称保健功能。而益生菌类保健食品经过监管部门根据相应的方法和标准进行评价后才上市，要经历申报材料、样品生产、试制现场核查、样品送检和专家审评，并且经动物和人体试食试验临床证明，具有相关的保健功能，获得批文证书才能生产进入市场。益生菌类保健食品可以宣称保健功能，如增强免疫力、促进消化等功能，而且这类产品在包装上应标注保健食品标志。我国保健食品专用标志为天蓝色，呈帽形，也就是人们常说的"小蓝帽"标志。"蓝帽"产品是由国家食品药品监督管理局批准的保健食品标志。建议在选购益生菌的时候可以优先选择带有"小蓝帽"的国家认可产品，更安心！

化疗期

化疗期精准饮食原则

化疗是指通过化学药物来破坏肿瘤细胞以达到抑制其增殖的目的，是治疗恶性肿瘤的常用方法之一。子宫癌症患者通常需要化疗作为单独治疗或与手术、放疗整合辅助治疗，但化疗药物在破坏肿瘤细胞的同时，对正常细胞也会造成一定的伤害，因此在化疗的过程中也会伴有贫血、食欲不振、恶心呕吐、便秘、腹泻、腹胀、脱发等不良反应。

化疗期患者的机体代谢有所改变，人体会处于慢性消耗状态，也就是说即使我们不活动、不运动也会消耗更多的能量。化疗期间身体所需热量大约增加 20%，所需蛋白质量约增加50%，所需的水量约增加 50%，以补充机体和肿瘤组织的消耗，增强机体的免疫功能。因此在化疗期，需补充较多水分，每天大约 2 000 毫升，饮食应注重高蛋白、高维生素，并保证热量的充足。烹饪方式宜以炖、煮、蒸为主，同时需要控制摄盐量，缓慢进食，细嚼慢咽。不宜食用高温油炸、过冷、过热、酸性、粗糙生硬、有刺激性的食物与饮料，并避免食用动物的内脏以及脂肪含量较高的食物。

化疗期有益饮食模式

饮食模式是指食物种类和数量的配比，对健康的影响是长期且隐蔽的，有的饮食模式已被证明可以调节炎症状态，如食用全谷物、颜色丰富的蔬菜水果，含 ω–3 多不饱和脂肪酸的食物等与较低的炎症标记物有关，食用含精制碳水化合物、反式脂肪酸或加工肉类的食物与较高的炎症标志物有关。饮食模式是获得健康和营养的关键，那么对于子宫癌症化疗患者来说什么样的饮食模式是有益的呢？

"轻断食"（限时饮食/间歇性进食）

"轻断食"也叫作间歇性禁食，是指在一定时间内停止进食，而其余时间保持正常进食，"轻断食"因英国医学博士麦克尔·莫斯利的《进食、断食与长寿》的纪录片而广为人知。

在古希腊，禁食被认为是治疗疾病的一种方式，现代医学之父希波克拉底就曾说过："当你生病时，吃东西就是在喂养你的疾病。"当然，笔者并不提倡在生病时不吃东西，而是可以在医生的指导下尝试"轻断食"的饮食方式。现代研究也表明，"轻断食"在促进人体新陈代谢、降低血压水平、减少炎症标志物等方面发挥着积极的作用。笔者通过临床观察也发现，接受了"轻断食"饮食模式的化疗患者，其不良反应都有一定的改善，并且机体对化疗药物的敏感性也有所提升。

"轻断食"具体实施是在化疗前一天及化疗当天，除了补充必要的水分，尽量保持禁食状态；在化疗结束后，再慢慢恢复饮食，从流质、半流质食品开始，如米糊、果泥、粥等。"轻断食"的理论依据是：人体正常细胞有自我控制能力，一旦缺乏能量补充，正常细胞会自动回缩，减少营养，进入自我保护状态，而肿瘤细胞则相反，它会拼命扩张，想要汲取更多的营养。此时化疗药物进入人体后可以大规模地杀伤肿瘤细胞，而对正常细胞的损害较少，因此引起的不良反应也会较小。

抗炎饮食

癌症的发生与炎症密切相关，炎症是所有类型癌症的危险因素。饮食在炎症的调节中发挥着重要的作用，抗炎饮食中的食物成分报告显示高水平的多不饱和脂肪酸、多酚、蛋白质、益生菌、β-胡萝卜素、根植物、抗氧化维生素、ω-3脂肪酸、坚果、鱼类、水果蔬菜等，具有更加强大的抗炎潜能。有研究发现，抗炎饮食干预可降低肿瘤化疗患者超敏C反应蛋白水平（急性和慢性炎症最初的细胞炎症标志），抗炎饮食组中的超敏 C 反应蛋白水平呈现下降的趋势，这可能是因为该饮食模式中包含更多具有抗炎特性的食物成分。例如橄榄油、坚果种子中富含的 ω-3 多不饱和脂肪酸能通过降低炎症细胞因子的产生及抑制抗体分泌而发挥免疫调节作用。

化疗过程中，我们该如何运用抗炎饮食呢？抗炎饮食的基本原则是食物选择种类多样化，以新鲜食物为主，多吃新鲜的蔬菜和水果，少吃或不吃加工过的食物和快餐食品，减少饱和脂肪酸和反式脂肪酸的摄入。增加 ω-3 多不饱和脂肪酸的摄入，如橄榄油、葡萄籽油、核桃等，减少 ω-6 脂肪酸，例如植物油和人造黄油等。以下是对抗炎症非常好的几种食物，建议大家经常让它们出现在你的餐桌上。

抗炎饮食库

蔬菜类： 白菜、芥蓝、西蓝花、卷心菜、生菜、菠菜、胡萝卜、南瓜、红薯、大蒜、玉米、番茄、茄子、辣椒、香菇、金针菇、猴头菇、平菇、海带。

水果类： 葡萄柚、橙子、柠檬、柑橘、蓝莓、草莓、杏子、甜瓜、芒果、樱桃、车厘子、牛油果、苹果、梨子、石榴。

海鲜类： 鲱鱼、鳕鱼、鲑鱼、鲭鱼、沙丁鱼、三文鱼、金枪鱼、鲤鱼、虾、牡蛎、扇贝。

奶制品： 低脂酸奶、奶酪。

谷物： 豌豆、大豆、芸豆、荞麦、赤小豆、黑豆、绿豆、薏苡仁、芝麻、燕麦。

坚果类： 核桃仁、巴旦木、杏仁。

植物油： 亚麻籽油、橄榄油。

茶类：白茶、绿茶、乌龙茶。

如何看待生酮饮食

生酮饮食是一种高脂肪、低碳水化合物、低蛋白质和其他营养元素适宜配比的饮食方式，最开始是用来治疗难治性癫痫的一种非药物治疗，近年来颇受减肥人士的欢迎。

生酮饮食的支持者一般建议将碳水化合物来源的热量限制在每天总热量的10%，蛋白质来源的热量限制在20%～30%，脂肪来源的热量为每天总热量的60%～80%。生酮饮食通过严格限制碳水化合物而将葡萄糖代谢转为了利用酮体的脂肪代谢，身体被迫进入"模拟饥饿"的状态，身体中的脂肪会被大量分解为身体供能，最终让身体进入一个高速燃脂的状态，以达到减肥效果。临床上生酮饮食的目的是诱导酮症，后者被认为会改变代谢途径以诱导体重减轻并可能改善其他健康状态，例如降低高血糖和改善血脂水平。由于生酮饮食能够降低血糖水平，增加游离脂肪酸和酮类水平，进而影响神经元的兴奋性，因此近年来也有被推广到帕金森病和阿尔茨海默病等神经系统变性疾病的治疗中。

同时生酮饮食也被看作癌症患者治疗期间的支持性饮食，其原理在于限制肿瘤细胞产能来发挥抑癌效应。普林斯顿大学的一项研究中发现生酮饮食可以改变胰腺癌细胞的代谢模式，提高胰腺癌化疗的敏感性，在小鼠实验中，更是使其平均生存时间增加了2倍。也有研究发现，12周的生酮饮食就能有效改善卵巢癌和子宫内膜癌患者的高胰岛素血症。并且生酮饮食还能改善化疗后癌症患者的情绪、身体功能和疲乏症状，可能与酮体抗炎和抗氧化特性密切相关。

但是生酮饮食是一种比较极端的饮食方式，不管是设计还是实施都需要在专业人士的指导下进行，在实践前需要了解食物的成分和配比，计算卡路里的消耗以及测量最佳血糖和血酮浓度等指标，从而判断身体状况是否适合进行生酮饮食。而且不得不说，生酮饮食是一种较难坚持下来的饮食方式，想一想每天的能量大部分来源于芝士、奶酪等脂肪含量较高的食物，而限制吃米、面等以碳水化合物为主的食物，并需要长时间的坚持，这确实是一件比较"煎熬"的事。同时生酮饮食也有可能会出现口臭、便秘、肌肉痉挛、头痛、维生素缺乏、肾结石等副作用。美国心脏病学会年会暨世界心脏病学大会于 2023 年提供了一项最新研究发现，生酮饮食不仅可能与血液中低密度脂蛋白胆固醇水平较高有关，还可能与心脑血管疾病，如心绞痛、冠状动脉阻塞以及中风等疾病发生风险增加相关。

化疗期一日食谱推荐

化疗前

在化疗前 1～2 周，应注重营养成分的摄取，可采取高蛋白、高维生素、低脂饮食，增强体质。而在化疗前 2 天采取"轻断食"的方式，化疗前 48 小时内减少摄食量，调整就餐时间，在晚上临睡前 3 小时内不再摄入任何食物，并保持当天最后一餐与第二天的第一餐间隔 12 小时，以增强机体对化疗药物的敏感性，及减轻接受化疗时产生的恶心、呕吐等症状（表1）。

表 1　化疗前一日食谱推荐

早餐	豆浆，鸡蛋，菜包子
加餐	任意喜欢吃的水果 200 克

午餐	鲫鱼炖豆腐：鲫鱼，老豆腐，葱姜蒜，料酒，生抽，白糖，适量食盐 素炒什锦菜：荷兰豆，胡萝卜，藕，木耳，虾仁，大蒜，生抽，蚝油，黑胡椒，食盐，鸡精适量（食材也可根据个人喜好替换） 杂粮饭：糙米、红米、黑米、玉米渣等
加餐	坚果 15 克
晚餐	鸡肉馄饨 凉拌海带丝

◦ 化疗中

    化疗时应注重清淡饮食，可选择一些高蛋白、高热量的食物。同时由于化疗药物的副作用，多数人会出现贫血、白细胞下降、食欲不振等副作用，我们也可以针对性地选择一些可以改善以上症状的食物。化疗药物大多通过肾脏排泄，因此在化疗期间应适量增加饮水量，促进身体的新陈代谢。饮食上可采取少食多餐，但如果实在没有胃口，可以饮用一些米汤来代替，不必勉强饮食，以增加肠胃负担（表2）。

表 2　化疗中一日食谱推荐

早餐	莲子糯米粥，鸡蛋1个，蒸紫薯
加餐	大枣花生衣汁
午餐	柿饼饭 西芹百合：西芹，百合，腰果，枸杞子，食盐、淀粉适量 归芪鳝鱼汤
加餐	蒸苹果
晚餐	西湖牛肉羹：牛里脊肉，胡萝卜，香菇，内酯豆腐，鸡蛋，淀粉，香菜，白胡椒、食盐适量 凉拌三丝：胡萝卜，莴笋，粉丝，蒜末，食盐、鸡精、味精、白糖适量，香油，醋 馒头

化疗结束后患者的身体较为虚弱，同时也易出现脱发、骨髓抑制、疲乏无力、恶心、呕吐等多种不良反应，因此在饮食上应选择一些营养丰富、易消化的食物，注意食物之间的搭配，均衡饮食。此时依旧可以遵循少食多餐的原则，并适量增加水分补给，避免食用油腻、油炸、辛辣的食物，优先选择高蛋白的食物，多吃新鲜蔬果，保证食物种类多样，合理搭配（表3）。

表3　化疗后一日食谱推荐

早餐	蒸鸡蛋羹，蒸南瓜，豆浆
加餐	乌发糖醮拌酸奶
午餐	番茄鱼片：番茄，无刺鱼片，小葱，番茄酱，蒜末，生抽、蚝油适量 清炒油麦菜：蒜末，油麦菜，食盐适量 软米饭
加餐	任意喜欢吃的水果 200 克
晚餐	芦笋炒虾仁：芦笋，虾仁，蒜末，食盐适量 醋熘豆芽菜：绿豆芽，韭菜，蒜末，醋 软米饭

对化疗后的不良反应重拳出击

· 消化系统不良反应

化疗的毒副作用中，恶心、呕吐、食欲不振等消化系统症状发生率高达 77.5%～97.4%，不少患者都觉得这是化疗后最难受的不良反应。从中医学的角度来讲，这是化疗药物作为"药毒"直中肠胃，胃失和降，胃气上逆，而产生恶心呕吐；胃主受纳，当胃被药毒所伤，则受纳失能，因此出现食欲不振。

在饮食上患者应避免食用有刺激气味的食物，多吃高热量、富含蛋白质的食物，如肉类、坚果、牛奶等。也可以适当服用营养补充剂，例如蛋白质补充剂、维生素补充剂或其他混合物补充剂。如果食欲不振又经常恶心呕吐，可以少食多餐，同时一定要注意补充水分，防止脱水，可少量多次地摄入水分。部分患者可能喝白开水都会干呕，那可以试试用茶饮、果汁、蔬菜汁、粥、汤等代替。恶心难受时，可以闻橘子皮等清新的气味或者嚼生姜片来缓解。

化疗反应较重者，可采用少油或无油饮食，可用清淡爽口的凉拌菜和水果或一些酸性食物起到开胃作用。此外研究发现，清淡饮食感觉会好些，还可增加对化疗药物的耐受性，如醋拌心里美萝卜丝、醋拌白菜心、素沙拉拌银耳、胡萝卜丝拌豆芽、山楂糕拌鸭梨等。

参苓粥

食材：人参 3 克，茯苓 10 克，粳米 100 克，生姜 10 克，食盐适量。

做法：将人参、茯苓切片备用，水煎人参、茯苓、生姜，去渣取汁，后下粳米煮作粥，临熟时根据自身口味可加少许食盐，搅合均匀。空腹食之。

功效：此方出自《圣济总录》，为健脾益气的经典食疗方。胃主纳食，脾主运化，脾胃气虚，则生化乏源，可致食欲不振。方中粳米益脾养胃；生姜温中健胃；人参大补元气、补脾益肺；茯苓健脾利湿，与人参合用可治胃气不和，食欲不振。

莲子糯米粥

食材：去芯莲子 20 克，山药 25 克，鸡内金 15 克，糯米 50 克，白糖适量。

做法：将糯米提前浸泡 30 分钟，再将去芯莲子、山药和鸡内金共煮 20 分钟，加清水适量和糯米共煮成粥，煮熟后可根据个人口味加适量白糖调味。

功效：此方中莲子味甘性平，具有健脾止泻的功效；山药味甘性平，既补脾气，又补脾阴；鸡内金味甘性平，具有健运脾胃的功效。三者合用与糯米共煮成粥可增加化疗后患者的食欲，同时还有养心安神之效。

柿饼饭

食材：柿饼 50 克，粳米 250 克。

做法：将柿饼冲洗干净，切成小粒备用，将粳米淘洗干净，与柿饼粒一起和匀，放入电饭煲中，加入适量清水蒸熟。

功效：《本草纲目》有记载："柿乃脾肺血分之果也。其味甘而气平，性涩而能收，故有健脾、涩肠、止咳、止血之功。"鲜柿子寒凉，但柿饼具有养胃阴、健脾开胃的作用。此方对化疗后出现的胃气虚弱、恶心、呕吐等症确有改善作用，具有健脾补中、和胃降逆的功效。

骨髓抑制

骨髓抑制是恶性肿瘤化疗后常见的不良反应之一，约有 80% 的患者在化疗后会出现骨髓抑制的现象，具体表现为血红蛋白含量、白细胞计数、血小板计数明显降低，进而出现出血、贫血、感染等并发症。中医学认为，化疗是祛邪攻毒之法，化疗药物作为"邪毒"通过全身经络攻除体内癌毒，反致气血津液损耗，五脏俱损。分析其原因，一方面由于化疗药物的药毒对骨髓的精气造成了直接损伤，引起精不生血；另一方面由于化疗药物的药毒对肾精造成损伤，导致精不养髓，引起髓不化血。中医学并无骨髓抑制的病名，但根据其临床表现可归为"虚劳""血虚"等范畴，以益气养血、健脾补肾为主要治法，因此在化疗后出现白细胞减少、贫血等不良反应时，可以此为治法，运用食疗的方法来调理身体。

归芪鳝鱼汤

食材：当归 5 克，黄芪 15 克，黄鳝 500 克，生姜 2 片，大枣 6 枚，大蒜 3 粒，食盐适量。

做法：黄鳝去除肠杂，洗净后切块备用；生姜切丝，大蒜切片，当归、黄芪、大枣洗干净后备用；锅中热油，下入姜丝，后下入黄鳝加少许料酒炒至半熟；加适量清水，放入当归、黄芪、大枣与大蒜大火煮沸，后转小火慢煲 1 小时左右，出锅前加适量食盐调味。

功效：当归为"补血要药"，具有很好的补血作用，当归中的当归多糖可以促进造血细胞的增殖和分化，还可以增加全血细胞的数量；黄芪为"补气圣药"，多项研究表明，黄芪皂苷、黄芪多糖均可有效改善骨髓抑制，促进骨髓的造血功能，提高白细胞数；黄鳝脂肪含量少，富含维生素 A，具有补气养血、健脾补肾的功效；大枣补血；姜片、大蒜去除鱼腥。因此，此方滋补气血的功效甚佳，适用于化疗后体虚乏力，贫血、白细胞下降等症。

牛筋血藤骨脂汤

食材：牛蹄筋 50 克，鸡血藤 30 克，补骨脂 10 克。

做法：将牛蹄筋洗净切块，加适量水用大火与鸡血藤、补骨脂一起煮沸，后再用小火煎煮约 1 小时至牛蹄筋烂，取汁服用。

功效：此方中牛蹄筋味甘性凉，善补气血，清代《本草从新》记载其具有"补肝强筋，益气力，健腰膝，长足力，续绝伤"之效。鸡血藤具有补血活血的作用，现代药理学表明其能够有效改善造血功能，使血细胞增加，血红蛋白升高，还具有抗癌的作用。补骨脂具有温脾补肾的作用，能够有效改善化疗药物所致白细胞下降的情况。因此，此方具有补益肝肾、填精养血的功效，非常适用于子宫癌化疗后出现的白细胞下降、贫血等症。

大枣花生衣汁

食材：大枣 10 枚，红衣花生米 50 克，红糖适量。

做法：将红衣花生米温水浸泡 30 分钟后去皮备用，大枣去核后切块，将花生衣与大枣加适量清水共煮 30 分钟。捞出花生衣后，根据个人口味加适量红糖，可吃枣饮汁。

功效：大枣味甘性温，具有益气养血的作用，适用于各种血虚证；花生衣味甘、微苦、涩，性平，在临床上多用于血小板减少症；红糖甘温，具有补中养血的作用，三者共用能够健脾补血，缓解子宫癌症化疗后出现的贫血症状。

脱发

大约有 65% 的患者在化疗后会出现脱发的现象，不仅仅是头发，还包括眉毛、睫毛等。化疗的药物毒性会攻击正在分裂的毛发基质细胞，使其不能完成正常周期。化疗所致脱发一般发生于化疗后的1～3周，在随后的周期中逐渐加重，但在3～6个月后头发可以再生。尽管化疗后脱发是可逆的，但对于部分女性患者脱发所造成的心理负担比生理负担更重，毕竟爱美是女性的天性。

面对化疗后的脱发问题，在日常护理方面可使用温和的洗护产品进行清洁，同时也可适当使用润肤霜避免头皮过于干燥，出门时可选择戴帽子来保护头发，避免阳光暴晒。中医学认为肾主藏精，其华在发，为先天之本，肝主藏血，精血互化，肝血不足，则血少精亏，易使毛发失荣而脱落。因此，在饮食方面防治化疗后脱发可从补肝肾的角度出发。富含维生素E和硒的食物也是较好的选择，如黑木耳、核桃、黑芝麻、桑葚、腰果等。

乌发糖蘸

食材： 黑芝麻250克，核桃仁250克，白糖适量。

做法： 将黑芝麻与核桃仁小火炒熟，后用破壁机将两者打成粉末状，加适量白糖调味。

功效： 此方中黑芝麻富含维生素E，具有滋补肝肾、养血润燥的作用；核桃仁补肾固精，润肤乌发，两者合用具有乌发养血的作用，适用于子宫癌化疗后肾虚型脱发。此方可干吃，可送水吞服，也可吃早餐时涂抹至面包上。

乌鸡黑豆汤

食材： 乌鸡1只，黑豆100克，大枣6枚，枸杞子10克，小葱、生姜适量。

做法： 提前将黑豆浸泡一晚；将乌鸡洗净切块，加料酒、葱段、姜片适量进行焯水；再将黑豆、乌鸡、大枣一起放入锅中，加适量清水烧开，后转小火炖煮约 2 小时，出锅前 10 分钟放入枸杞子，出锅后即可喝汤食肉。

功效：此方中乌鸡味甘性平，健脾补中，养气血；黑豆味甘性平，滋补肝肾，活血补血；大枣味甘性平，补中益气，养血安神；枸杞子味甘性平，养肝明目。在化疗期间或化疗后食用此方，能够补血安神，乌发固发，减少化疗后脱发。

首乌粥

食材：制何首乌 15 克，粳米 100 克，大枣 6 枚。

做法：加入适量的水煎煮制何首乌，去渣取其浓汁；大枣去核切块；将粳米、大枣放入锅中，加入制何首乌汁及适量清水熬煮成粥。

功效：此方中粳米是煮粥的必备原料，且粳米健脾胃，脾胃为后天气血生化之源；制何首乌补肝肾，益精血，现代药理学表明何首乌对脱发的治疗效果主要来源于通过大黄素而抑制细胞凋亡，改善炎症反应，促进黑色素的生成。与大枣一起食用具有补气血、益肝肾的作用，此方适用于化疗后血虚型脱发。

疲乏无力

疲乏无力也是子宫癌患者化疗后常见的不良反应之一，总体发生率在 60％～96％，实际上这个概率可能更高，因为跟其他不良反应相比，疲乏无力往往容易被忽略。通常感到疲乏就会休息，睡一觉可能就好了，但化疗后的疲乏无力在休息后也不能缓解，会持续存在，严重影响患者的精神状态和生活质量。其产生的原因多种多样，例如贫血、肌肉代谢产物的异常堆积、神经肌肉改变等。

对于化疗后疲乏无力的调理，既能通过冥想、瑜伽等放松身心，也可以进行适当的锻炼，例如散步、走楼梯等，不能因为疲乏就一直躺着。拥有良好的睡眠对改善疲乏无力也非常重要，在睡觉前我们可以营造一个良好的睡眠环境，如安静黑暗的空间、舒适的床铺等，泡泡脚或喝一杯温牛奶也是比较好的选择。通过食疗的方法调节疲乏无力也有一定的效果。

大枣鸡蛋醪糟

食材：醪糟 100 克，鸡蛋 1 枚，大枣 5 枚，枸杞子 10 粒，适量红糖。

做法：大枣去核，锅中放入适量清水，加入大枣与枸杞子一起煮沸，再加入适量红糖，待红糖化开后放入醪糟，搅拌均匀后继续煮沸，转小火打入鸡蛋，可以将鸡蛋打散也可以做一个荷包蛋。

功效：此方中的食材都是日常生活中较为常见的，制作起来简单易行。本方具有补气养血、强身健体的功效，适合女性日常保健暖宫驱寒，也适用于化疗后体虚乏力、气血不足等症。

小米人参粥

食材：人参 3 克，铁棍山药 50 克，大枣 6 枚，小米 50 克。

做法：铁棍山药去皮切块，大枣去核备用；锅中加适量清水，放入人参、铁棍山药、大枣、小米大火煮开，转至小火煮约 30 分钟即可。

功效：此方中人参大补元气，去除疲乏无力的效果甚好；

山药益气养阴，补益脾胃、益肺补肾，补而不滞、不热不燥；大枣补虚益气、养血安神、健脾和胃；小米补虚养血、益气养身，熬粥营养丰富，有"代参汤"的美誉。因此此方具有益气养血的功效，并且易于消化，适用于化疗后脾虚气弱、元气不足、神疲乏力、面黄肌瘦等症。

鸡肉馄饨

食材：鸡肉150克，面粉200克，小葱3根，调味料、紫菜、虾米各适量。

做法：鸡肉洗净绞成泥，小葱切成葱末与鸡肉馅搅拌均匀，加入适量的盐、生抽、酱油调味；将面粉与水和匀并擀成面皮，包入馅料，做成馄饨，然后放入清水中煮熟；往碗里放入适量的紫菜和虾米，加少许的盐，再盛入馄饨与汤，空腹食之。

功效：鸡肉味甘性温，具有温中补脾、益气养血、补肾益精的功效。此方适用于化疗后脾胃虚弱，疲乏无力，面色萎黄等症，具有温中益气、补血养身的功效。

放疗期

说到放疗，很多患者会谈"放"色变，主要是在这个治疗阶段很多患者会出现很多不适的症状，难以配合治疗，从而影响疗效。

放疗是恶性肿瘤综合治疗的主要手段之一，通过放射线消灭和根治局部肿瘤的原发灶或转移灶，3/4 的患者在治疗过程中需要接受放疗，并且可以保留器官功能，且达到根治效果。

放疗是一种损伤较大，治疗时间较短，但治疗周期较长的方法，完成全部疗程需要 30～50 天，甚至更长，每周需进行 5～6 次的照射。

子宫癌症早期放疗的全身反应为乏力、恶心呕吐、食欲不振等症状。因而，子宫癌患者很容易产生营养失衡的问题。放疗的直肠反应发生在放疗开始 2 周后，表现为腹泻、便血或痔疮发作等。结肠和直肠由于距离子宫颈较近，对射线敏感，是最容易发生放射损伤的器官，在宫颈癌患者放疗后放射性直肠炎最为常见。放疗导致的膀胱反应多发生在放疗开始 3 周后，表现为尿频、尿急和尿痛等症状。

放疗期精准饮食原则

放疗并发症均可引起放疗患者食物摄入量减少，从而导致营养不良，体重减轻。营养不良可能会降低肿瘤细胞对放射的敏感性、增加放疗产生的不良反应、降低放疗耐受性，延长总住院时间，从而降低放疗疗效和影响患者生存质量。因此，患者保持放疗顺利进行的前提是必须足够重视饮食营养支持，对恶性肿瘤放疗患者进行规范、有效的营养治疗具有重要的意义。

维持体重对于放疗效果具有深远的影响，如果在放疗期间发生明显的体重下降的情况，有可能会导致射线的靶点有所偏移，影响治疗效果。总体来看，放疗期应保持高热量、高蛋白、高维生素、低脂肪的饮食原则。就营养摄入而言，推荐放疗期间每天能量供给总量为 105～126 千焦/千克（25～30 千卡/千克），蛋白质供给总量为 1.16 克/（千克·天）。从中医角度看，放疗属于外邪热毒侵犯，对于放疗后脾胃虚弱型患者，应注重健脾补血；对于瘀毒内结型患者，应注重化瘀解毒、清热利湿；对于气阴亏虚型患者，应注重解毒清热、益气滋阴。

摄入富含维生素和矿物质的食物

蔬菜和水果富含维生素和矿物质，有助于减轻放疗反应，改善胃肠功能。水果和蔬菜可以通过改善人乳头瘤病毒来降低患宫颈癌的风险。对咀嚼和吞咽蔬菜水果有困难的患者，可以把蔬菜水果榨成汁或者做成果泥。

食物来源的具有抗氧化作用的维生素，如维生素 A、类胡萝卜素、维生素 E 和维生素 C 可增强机体免疫力，清除体内自由基，减少自由基对身体正常细胞的攻击，与各种金属离子络合，减轻化疗药物的毒性。维生素 C 还能促进伤口愈合和抗氧化，对胶原蛋白的形成有重要作用，能增强细胞间质功能，阻止肿瘤细胞扩散，增强全身抵抗力。含维生素 C 较丰富的新鲜蔬菜、水果有番茄、柠檬、猕猴桃、鲜枣等。维生素 D 和维生素 E 能通过各种信号调节明显抑制卵巢癌细胞增殖、侵袭与迁移，促进卵巢癌细胞凋亡，减少死亡率，延长生存期。含有多糖类物质的蘑菇等均可提高免疫功能，并有抑制肿瘤生长的作用。洋葱、大蒜等所含的挥发油能有效抑制致瘤物质亚硝胺的生成。

矿物质是构成人体组织和维持正常生理功能所必需的，矿物质和维生素一样，人体自身不能合成，必须从食物中获取。癌细胞破坏或者治疗使卵巢分泌性激素的功能损伤后会引起骨质的丢失，从而容易引起骨质疏松的发生。在复查时若发现骨密度下降，建议患者适当服用钙片补钙，同时补充维生素 D。硒是谷胱甘肽过氧化物酶的重要组成部分，能清除自由基，直接作用至肿瘤细胞内，减少异常细胞的活动，还可以促进患者细胞免疫以及体液免疫的功能。硒能加速体内过氧化物的分解，使恶性肿瘤得不到氧的供应而衰亡。含微量元素硒多的动物性食物是：牡蛎、鱼、瘦肉、动物内脏、蛋、牛肾、猪肾、虾等，蛋类中含锌最高。植物性原料中含硒多的食物是食用菌类、紫菜、芝麻、花生、小麦胚粉、坚果类等。而镁能抑制癌细胞的发展，也能使人体内的废物尽快排出体外，预防癌变的发生。

避免辛辣、坚硬、粗糙之物

在放疗期间的患者，胃肠功能紊乱，应避免辛辣、坚硬、粗糙的食物，如芥末、胡椒、咖喱、咸肉、烟熏和油炸食物等，少用含粗纤维的蔬菜和粗杂粮。

在宫颈癌放疗中，肠黏膜容易受损，导致腹泻等不良反应，应注意忌食辛辣刺激及热性食物，如羊肉、韭菜、狗肉、胡椒、桂皮等温热性食物。根据中医五行原理，肿瘤患者中若为阴虚体质者，常有虚热表现，更应忌辛辣、辛热之物。

多食优质蛋白质，加快恢复

蛋白质是修复身体组织及白细胞再生的重要成分，在生命活动中发挥着重要作用。肿瘤患者蛋白质合成和分解代谢均存在异常，蛋白质的分解大于合成，部分患者还并发恶液质状态。肿瘤患者的身体需要蛋白质、氨基酸来维护活力及提高免疫力。给予患者充足的优质蛋白质可以显著缩短患者的恢复时间，提高抗感染力。

蛋白质的需要量取决于代谢应激因素和蛋白质消耗的程度，对于一般患者推荐 1.2～1.5 克/（千克·天），对于严重营养不良患者，推荐 1.5～2.0 克/（千克·天），对于并发恶病质的患者可提高到 2.0 克/（千克·天）。富有蛋白质的食品种类很多，优质蛋白食物主要包括动物性食品中的瘦肉、奶、蛋、鱼、虾以及植物性食品中的大豆蛋白质，动物蛋白还具有补气的功效，建议体虚的肿瘤患者可以适量食用。

中国人常以大米、小麦、大豆等主食为主要蛋白质来源，但大米、面粉所含蛋白质缺少赖氨酸，豆类蛋白质则缺少蛋氨酸和胱氨酸，而谷类和大豆混合食用可互相取长补短，达到蛋白质互补，从而提高膳食中蛋白质的营养价值。膳食中蛋白质不够的时候，可以食用乳清蛋白粉来增加蛋白质的摄入。

建立良好的饮食习惯，终身受益

患者可以在中医理论指导下将中药与某些具有药用价值的食物相配伍，制作药膳饮食。患者在放疗期间切勿盲目相信"神药"和"祖传偏方"，病急乱投医，这样不仅浪费金钱还可能产生副作用。

患者放疗期应多选择清淡少油腻、无刺激的、具有滋阴清热解毒之效的食物，通过肉剁细、蔬果榨汁等形式，促进消化吸收、提高食欲，如生梨汁、鲜藕汁、荸荠汁、胡萝卜汁、芦根汤、赤小豆汤、绿豆百合汤、冬瓜汤、银耳莲子羹、酸奶、龙须面等。同时间歇期应采用煮、炖、蒸等方法，少食多餐，多食鱼、肉、蛋、新鲜蔬果。其中滋阴甘凉的食物有番茄、菠菜、枇杷、枸杞子、甜橙、罗汉果、香蕉等。若有气血不足现象，则宜补充高蛋白和补气生血的食物，如奶类、牛肉、黄鳝、瘦肉、龙眼、桃仁、莲子、黑芝麻、山药、动物肝脏、大枣等。忌食助湿和辛辣的食物，如肥肉、韭菜、辣椒、胡椒、大葱等。

建议每天饮水量在1 500毫升以上，以加快药物及代谢产物排泄，减轻对肾脏的损伤，润滑肠道，防止宫颈癌患者膀胱炎和便秘的发生。由于化疗期间患者机体抵抗力低下，容易发生感染，因此各类饮食制作过程中一定要保证食品卫生，肉类和鱼虾类食物要煮得熟烂，凉拌菜制作过程一定要符合食品卫生要求，以防止发生肠道感染。

生活起居要有规律，改变不良生活习惯，合理饮食，适当运动（如散步、太极拳、保健操），不仅可增强肠胃蠕动，还可使心情愉快，促进食欲。不熬夜，不劳累，促进身体早日康复。

多食能增加血细胞的食物

宫颈癌患者的症状为阴道不规则地出血，长期可引起继发性贫血。同时放疗具有骨髓抑制的不良反应，能杀伤人体组织的正常细胞，特别是血液中的白细胞、红细胞。为了维持正常的血细胞，可在食物中添加一些莲子、大枣、花生、山药、枸杞子、龙眼、百合、薏苡仁等，这些食物均有健脾补肾的功效，可促进血细胞的合成。

肿瘤并不可怕，当它局限于某个部位时，可以通过手术、化疗、放疗等方式尽快将其清除。但当癌细胞开始扩散，会让治疗变得更加困难。癌细胞相较于正常细胞更加活跃，它具有无限增殖的特点，并且生命力顽强，在体外培养时细胞也可堆累成立体细胞群，同时与正常细胞相比，其细胞间的黏着性更低，更容易在体内分散和转移。当个别好奇心较重的癌细胞脱离群体，随着血液或淋巴循环，会在新的器官或组织中定居，生出新的肿瘤，造成了癌细胞的转移。在癌症中后期容易发生癌细胞转移的状况，子宫癌症的转移途径大致有三种，一是直接蔓延，向上、向下、向两侧侵犯旁边的组织和器官；二是淋巴转移，为子宫癌转移的主要途径；三是血行转移，这种转移方式较少见，多发生在晚期。

转移期精准饮食原则

转移期患者的营养状况往往不大好，身体免疫力较低，体力消耗也较大，很多患者和家属应该都听说过"饿死癌细胞"的说法，那在这个阶段我们应该多补充营养还是应该"饿死癌细胞"呢？

答案肯定是要满足营养需求！

目前没有任何证据表明充足的营养摄入能促进肿瘤的生长，但如果不补充营养，最先饿死的恐怕是我们自己。癌细胞是一个"掠夺者"，争夺食物的能力要比正常细胞强很多，即使机体不吃不喝，癌细胞也有其他方式与正常细胞争夺食物，如果想靠"饿"来杀死癌细胞，只能说是一种杀敌一百，自损一千的方法。

均衡的营养是机体保持"战斗力"与癌细胞抗争的基础，转移期患者饮食总体上可采取高蛋白、高热量、高维生素的饮食方式。但不少患者在此阶段食欲下降，甚至无法进食，此时不建议强制饮食，对于能够吞咽的患者可以采取肠内营养干预，对于状况较差的患者可以考虑肠外营养干预。营养干预能够满足患者基本的营养需求，除此之外可以再补充一些患者喜欢的蔬菜、水果、奶制品等。

脂肪与癌细胞转移

许多患者在治疗期间食欲不好，家属会煲些牛尾汤或猪蹄汤等为其增进营养，殊不知营养素没补多少，油脂倒是喝了不少。脂肪能够为机体储存能量，但过多的脂肪摄入对于肿瘤患者来说一定是弊大于利的。2016 年西班牙的科学家首次在转移性癌细胞中发现一种称为 CD36 的特异性蛋白质，其在高表达时能帮助癌细胞从它们周围的环境摄取脂肪作为能源，并提示脂肪是癌细胞转移的一个必要条件。也有研究发现，高脂饮食会使体内循环脂肪水平急剧上升，减低免疫监视从而产生有利于肿瘤生长和转移的免疫抑制环境，过量的脂肪还可以促进循环中的癌细胞从血液外渗到其他器官中。

一般低脂饮食提倡的是"素多荤少、多果蔬、少肉"，但对于癌症患者来说需要警惕的脂肪来源不是肉类，而是各种加工食品的"隐形脂肪"，例如冰激凌、蛋糕、各类油炸食品等。

在选择包装食品时，要注意配料表中的原料，不要选择有棕榈油的食品，棕榈油中的棕榈酸会让肿瘤转移灶的侵袭性和大小显著增加，要学会看营养标签，脂肪含量≥20克/100克的食品就属于高脂食品。此外茶叶、大蒜、西芹、魔芋、冬瓜、菠菜、海带、西蓝花、燕麦、玉米等食物也有利于促进脂肪代谢。

淋巴转移

淋巴转移是影响子宫癌患者预后的一项重要高危因素，影响其转移的因素包括原发癌瘤大小、病理类型、组织分化程度等。有研究显示，Ⅲ期宫颈癌患者术后的淋巴转移率可以达到31%，而且分期越晚，淋巴转移率越高。但如果接受了积极的治疗，这些患者可以长期生存，概率可达30%。术后淋巴转移患者的治疗主要包括放疗、化疗两种方式，放化疗期的饮食可参考之前的内容。

饮食建议

（1）膳食品种多样化，荤素搭配，以满足机体所需的各种营养素。

（2）多食浆果类食物，如草莓、蓝莓、奇异果、无花果等，这些食物中植物化学物含量丰富，具有一定的抗氧化、抗癌等作用。

（3）多吃具有提高免疫力、抗癌作用的食物，如薏苡仁、菱角、番茄、大蒜、洋葱、花椰菜、卷心菜、绿茶、白萝卜、柑橘、麦胚芽等。

（4）从中医学角度看，淋巴转移与气血瘀滞、脏腑功能失调等因素有关，尤其是与脾胃关系密切，脾乃气血生化之源，脾胃受损则气血化生不足，因此在饮食上也应注重对脾胃的调理。

（5）少吃肉，一周不要超过 350 克。可食适量的鱼肉及瘦肉，不食或少食动物内脏、牛羊肉、甲鱼等。

（6）少食肥腻的食物，如肥肉、油腻的汤汁、牛肉、羊肉等。不吃各种致癌食品，如盐腌、烟熏、烧烤、煎炸、霉变的食物。

（7）少用辛辣调味品，如肉桂、茴香、花椒等。

• 食疗推荐方

海带猴头菇汤

食材：干猴头菇 30 克，海带 50 克，葱、大蒜、食盐各适量。

做法：将海带用清水浸泡，洗去咸味，切条备用；猴头菇洗净，温水泡开，切块备用；锅中加入适量清水，放入猴头菇和海带煮沸，煮沸后加入葱和大蒜，转小火待食材成熟调食盐后即可食用。

功效：此方具有健脾胃、软坚散结的作用。方中海带也被称为昆布，在《本草纲目》中记载可以消除颈下的淋巴结。猴头菇健脾养胃，其中的猴头菌多糖能够提高巨噬细胞的吞噬能力，增强机体免疫力。

桃仁红花粥

食材：桃仁 15 克，红花 6 克，粳米 100 克，红糖适量。

做法：将桃仁捣烂后与红花一起煎煮，去渣取汁，再与粳米同煮为粥，后加入适量的红糖调味。

功效：此方具有活血化瘀的作用。红花和桃仁皆为活血祛瘀之品，桃仁性柔润，有润肠通便之效，善破血行瘀；红花专入血分，善活血消癥，两者合用活血化瘀效果更佳。

骨转移

骨转移是子宫癌发生概率较高的远处转移，常见的骨转移部位是脊柱和盆骨，发生转移时，癌细胞会在骨骼中不断增殖膨胀，患者会感到持续的骨痛。对于骨转移患者来说，缓解疼痛，提高生活质量尤为重要。

饮食建议

（1）子宫癌骨转移的患者，如若骨痛症状明显，可适当增加活血行气、化瘀止痛的食物，如陈皮、红花、桃仁、白芍、当归、川芎等。

（2）中医学认为，肾主骨，骨痛患者可以食用一些补肾益精、强筋壮骨的食物，如枸杞子、杜仲、补骨脂、骨碎补、徐长卿、牛膝等。

（3）如若出现高钙血症（因为骨损伤患者，钙容易从骨中释放到血中），则要减少含钙量高的食物（尽量少食或不食），如奶粉、奶酪、牛奶、酸奶、大豆及豆制品、芝麻、发菜、海参、松子、木耳等。

食疗推荐方

杜仲腰花

食材：杜仲 10 克，猪肾 200 克，料酒、葱、姜、酱油、醋、淀粉、花椒等调料适量。

做法：杜仲煎取浓汁，去杜仲，加淀粉、料酒、酱油等兑成芡糊。猪肾剖为 2 片，切成腰花，生姜去皮，切片。炒锅加油烧热，放入花椒煸香，再投入腰花、葱、姜和蒜，快速翻炒，勾入芡汁和醋，翻炒均匀即可。

功效：中医学认为，"肾主骨"，肾藏精，精生骨髓，骨髓充实，骨骼强壮。猪肾具有补肾气的作用，用于腰痛、骨软脚弱等症。杜仲入肝肾经，能补肝肾、壮筋骨。两者合用，可益精滋肾、强身健骨，尤其适合于子宫癌骨转移的患者。

元胡佛手汤

食材：元胡 10 克、佛手 15 克。

做法：元胡、佛手洗净，煎煮，去渣取汁饮用。

功效：元胡可活血化瘀、行气止痛；佛手理气止痛，本品适宜于子宫癌骨转移见骨痛者。

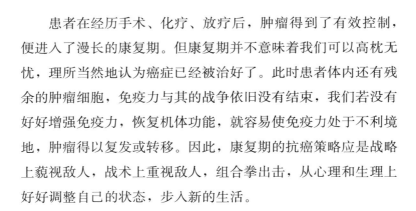

康复期：组合拳出击，更有效

患者在经历手术、化疗、放疗后，肿瘤得到了有效控制，便进入了漫长的康复期。但康复期并不意味着我们可以高枕无忧，理所当然地认为癌症已经被治好了。此时患者体内还有残余的肿瘤细胞，免疫力与其的战争依旧没有结束，我们若没有好好增强免疫力，恢复机体功能，就容易使免疫力处于不利境地，肿瘤得以复发或转移。因此，康复期的抗癌策略应是战略上藐视敌人，战术上重视敌人，组合拳出击，从心理和生理上好好调整自己的状态，步入新的生活。

康复期精准饮食原则

康复期患者的饮食应遵循平衡膳食的原则，可参照《中国居民膳食指南（2022）》的八条准则。准则一为食物多样，合理搭配；准则二为吃动平衡，健康体重；准则三为多吃蔬果、奶类、全谷、大豆；准则四为适量吃鱼、禽、蛋、瘦肉；准则五为少盐少油，控糖限酒；准则六为规律进餐，足量饮水；准则七为会烹会选，会看标签；准则八为公筷分餐，杜绝浪费。

调整情绪，好心情

　　子宫癌症患者焦虑、抑郁的发生率是较高的，例如有的宫颈腺癌患者切除了卵巢，容易陷入较强的自卑与抑郁情绪中，尤其是年轻的患者。一方面，卵巢是雌性激素和孕激素的主要器官，雌激素在调节女性情绪、改变情绪性行为、提升表情识别准确性、情绪唤醒等方面发挥着非常重要的作用。若卵巢被切除，则更加容易出现易怒、抑郁等情绪问题。另一方面，子宫附件对于女性来说是非常重要的一部分，从情感的角度出发，患者是较难接受其被摘除的，抑郁、焦虑等负面情绪容易蔓延。此外部分患者对于子宫癌还会有强烈的病耻感，因为疾病治疗带来的潜在两性关系的影响也会让患者承受更大的心理压力。因此，对于子宫癌患者来说心理疏导十分重要。

　　第一，患者不应压抑自己的情绪，想哭的时候就哭，甚至也可以大喊，好好地宣泄自己的情绪，但宣泄完后要整理好自己的情绪，打起精神继续完成该做的事；第二，患者可以向专业人员寻求帮助，如心理咨询师，即使没有心理问题向心理咨询师寻求调节情绪的方法也是一个好的选择；第三，积极与家人沟通，坦诚的沟通是摆脱困境的第一步，家人的理解与爱能够给子宫癌患者带来许多慰藉；第四，可以参加互助会，有相同经历的人聚在一起更能理解彼此的难处，更能感同身受对方的痛苦，并且对于自己现在所经历的困境，其他人可能已经有了解决的经验，因而可以获得一定的支持；第五，在身体状况允许的条件下，积极投入工作生活中，做自己喜欢的事；第六，借助中医药的情志调节法，患者可以通过针灸、按摩及中药来改善焦虑、抑郁的情绪。

身体的健康很重要，心理的健康也不容忽视，身心都健康了，则一切都未来可期。

适度运动，促恢复

肿瘤患者在康复期有一个误区就是"要多休息少运动"，其实这是不准确的。适量的运动不仅能放松患者的心情，还能促进机体的新陈代谢，使血液中免疫细胞的数量增加，增强抵抗力。我们不仅可以通过运动调节机体整体的健康状态，还能通过运动有针对性地对肿瘤术后的一些并发症进行康复训练。

康复期的肿瘤患者要适度运动，也要选择适合我们身体状况的运动。在恢复运动前，首先要对自己的身体状况进行评估，先从体力消耗小的运动开始，如散步。在身体状况逐渐好转后再增加运动量，如太极拳、八段锦、瑜伽、爬楼梯等都是有利于促进肿瘤患者康复的运动方式。尤其是我国传统保健运动八段锦，有大量研究表明它能安全有效地改善肿瘤患者机体及情志相关的症状。八段锦注重内外兼修，包括意念、呼吸、姿势三大内容，重视"意""气""形"的综合锻炼，讲究"身""心""意"三者的协调，具有平衡阴阳、通经和络、调和脏腑、增强体质等功效。

对于宫颈癌、阴道癌等子宫癌患者来说往往需要手术治疗，手术治疗作为一种创伤性的治疗手段对我们的身体造成了一定的破坏，盆底功能障碍是子宫癌手术后常见的一种并发症，其表现为盆腔疼痛、尿失禁、膀胱刺激征、不能正常排出尿液等，因此术后康复很重要。

凯格尔运动是帮助盆底肌修复的一种很好的运动方式，首先我们需要平躺，双腿弯曲与肩同宽，保持全身放松，然后缓慢收缩肛门、阴道和尿道，收缩5秒后再慢慢放松，暂停5秒后持续收缩，反复锻炼约10分钟。此运动有利于修复受损的盆底肌肉、神经，提高盆底肌肉的收缩能力，促进恢复排尿能力。

饮食调养，慢慢来

治疗期间产生的不良反应在康复期可能还没有完全消失，消化吸收功能在慢慢恢复，这时可以正常地一日三餐，但饮食原则应尽量与治疗期保持一致，食物多样，口味清淡，烹饪方式宜以蒸、煮、炖为主，避免油炸、油煎、腌制。每天尽量保证吃2种水果，5种蔬菜，颜色越深越优先选择，全麦谷物每天3种，适当摄入姜、葱、肉桂、姜黄和白茶或绿茶，每周尽量食用鱼3次，减少食用红肉的频次，每周不高于2次，白肉每周5次为宜。

此外在康复期要保持好体重，避免肥胖。肥胖和代谢综合征是恶性肿瘤复发的独立危险因素。恶性肿瘤康复期患者也是出现第二肿瘤及其他慢性病的高危人群。在饮食上避免过多摄入饱和脂肪酸和胆固醇，尽量选择瘦肉、鱼、家禽、豆类作为蛋白质的来源。多吃含有淀粉和膳食纤维的食物，如全麦面包和谷物、水果蔬菜和豆类。

定期随访，很重要

恶性肿瘤的一大特点是复发和转移率较高，例如约有75％的宫颈癌患者在初步治疗后的 2 年内复发，卵巢癌 5 年内的复发率约为 70％。因此，在完成阶段性治疗后，定期随访在康复期显得尤为重要。

国家卫生健康委员会印发的《子宫内膜癌诊疗指南（2022年版）》建议，子宫内膜癌患者在治疗完成后前 2～3 年每 3～6个月随访 1 次，以后每 6～12 个月随访 1 次；《宫颈癌诊疗指南（2022 年版）》建议，宫颈癌患者在治疗结束后最初 2 年内每 3 个月随访 1 次，第 3～5 年每 6 个月随访 1 次，后续每年随诊 1 次。根据中国抗癌协会发布的《中国肿瘤整合诊治指南》的建议，阴道癌在治疗结束后第 1 年，每 1～3 个月随访1 次；第 2、第 3 年，每 3～6 个月随访 1 次；3 年后，每年 1次。医生可根据患者的具体情况调整随访间隔时间。

七

日常饮食抗癌经验

日常饮食是每个人生活中必不可少的组成部分，同样饮食的调摄在疾病的治疗中也起着至关重要的作用，患者在确诊子宫癌后，应该根据自身情况来合理选择自己的食物类型。对某些食物应该尽量减少摄入，甚至避免。临床上很多患者有一些饮食认识误区，在这里分享一些经验供大家参考。

鸡能吃吗

现在很多癌症患者对食用鸡肉有误解、偏见，认为鸡是"发物"，而且鸡肉含有较多雌激素不能食用。如何看待这种说法呢？

现代医学研究发现，在子宫癌组织中，如子宫内膜癌中的上皮组织，其癌变组织内雌激素受体量比正常子宫肌组织多。这很容易使人们误认为："食用鸡肉，其生物体内的激素容易导致妇科良性或恶性肿瘤的形成。"事实上，导致子宫癌的因素有很多，而并非单一的因素。即使摄入雌激素会导致肿瘤形成，也是就对特定的雌激素而言，而不是所有的激素，而且并没有可靠的科学研究证明吃鸡肉会影响人体内的激素变化。另外成年动物体内本身就含有一定量的激素，但这些摄入在符合规定的范围内是无害的。

《本草纲目》中记载："乌骨鸡可补虚劳、益产妇、治女人崩中带下一切虚损诸病。"中医学认为，正气亏虚是肿瘤发生的内在前提，所以在疾病治疗过程中一定要保证营养的摄入。因此，建议子宫癌患者可以适当食用鸡肉，但少吃速生鸡，可以适当食用散养鸡肉。

另外，肿瘤患者不敢吃鸡肉还与所谓的"发物"有关。有的患者将鸡蛋、鱼等归于"发物"一类，忌口不食。但无论中医还是西医，都没有相关研究能够证明"发物"与肿瘤之间存在联系。

因此，肿瘤患者需要根据病情以及自身的体质，在医生的指导下合理饮食，保证膳食平衡，饮食多样化。肿瘤治疗期间饮食应谨慎，但是不能盲目"忌口"。

补品需谨慎

子宫癌患者能否吃补品是一个让大家困惑的问题，有些人认为补品是营养品，而肿瘤生长速度快，吃补品会加速肿瘤的生长；有些人认为补品是发物，会引起子宫癌症的复发；也有些人认为补品可以改善患有肿瘤导致的营养不良的症状。那补品到底该不该吃？补品的种类又该如何选择？

首先，癌细胞是一种恶性增生的细胞，在生长过程中需要大量的营养物质，这导致肿瘤细胞必然会去争夺正常组织的营养，从而导致正常细胞营养不良，长此以往人体的免疫力也会受到影响，不仅不利于机体抵抗癌症，也会导致一些严重的并发症。经研究发现，因营养不良直接导致癌症患者死亡的占90%，因营养不良引起癌症合并症的占70%～80%。而很多种类的补品如黄芪、大枣、白木耳等，都有增强机体免疫力，抑制癌症，强身的功效。在治疗中，通过科学的营养调理方式来改善癌症患者的营养状况是可以提高治疗效果的，所以说在医生的指导下适量食用补品是有益于肿瘤治疗的。

然而，每个人的体质、性别、年龄不同，所患子宫癌的种类也不尽相同，如果过度使用某种补品，或者被一些广告所误导去服用一些不适合自己的补品，反而不益于身体健康。一般情况下，可以遵循以下原则：

（1）首选抗癌的饮食，如多食用含纤维素丰富的食物，或含硒丰富的食物。中医学很重视食疗在治疗疾病中的重要性，由于一些滋补类的补品作用效果单一，往往不能满足患者日常所需的营养，所以在日常生活中要将抗癌饮食放在第一位。

（2）不宜"大补"。有的人为了加强补品的疗效，往往数种补品并用，更有甚者每天饮用6～10支人参蜂王浆，服用后口干舌燥，性情烦躁，不但起不到好的作用，反而导致相反作用。因为人体的吸收也是有一定限度的，如果食用的补品超过一个人所能吸收的极限，反而会成为一个人身体的负担，有时还会出现病情加重的表现。所以在平时选用1～2种补品，少量服用，才能达到好的效果。

蛋白粉的利与弊

　　蛋白质是人体正常生理功能发挥的物质基础，在人体中发挥着重要的作用。肿瘤患者在经过手术和化疗治疗以后，身体会不同程度地出现营养不良的情况。这时医生会建议患者去食用一些有营养的食物。在人体所必需的营养物质中，蛋白质对人类的生命活动起着重要作用。蛋白粉便是补充这类营养物质的首选，那么有些患者会产生疑问：蛋白粉能不能长期吃？可不可以将其作为补充蛋白质的主要方式？

　　首先，蛋白粉作为营养品的一种，其成分中含有多种人体可以利用的蛋白质，对人体功能有促进作用。其次，在手术或者放化疗后，患者通常会表现出胃口不好、食欲较差的症状。蛋白粉为粉末状，方便携带和储存，又以流质的方式方便饮用，可以减少胃肠道的负担，其实用性深受患者的喜爱。

　　然而对于手术和化疗后脾胃功能差，吸收不好的患者来讲，食用蛋白粉的效果不一定非常理想。经过临床观察发现，很多消化功能不好的患者在吃了蛋白粉后，出现舌苔厚，恶心，食欲不振的症状，这是由于肿瘤的影响，身体各项功能会变弱，很多食物吃进去后更是难以消化，这导致了大量食用蛋白粉会增加胃肠道的负担，很容易造成消化不良。

　　从中医学角度来看，患者需要根据消化能力选择适当的饮食方式，让胃肠的工作保持在力所能及的范围内。中医学在治疗疾病过程中讲究整体观念，在患者的术后护理中亦是如此。在补充蛋白粉时，同时也要注意碳水化合物、脂类、维生素、矿物质的摄入，注意膳食均衡，方能进一步增强身体功能，促进患者康复。

喝滋补汤，要有度

肿瘤患者在治疗期间一定要注重补充营养，这样对患者痊愈有着积极的作用，煲汤是中国很有特色的一种烹饪方式，经过长时间的烹煮汤会变得又白又稠，而且喝汤后会有一定的饱腹感。那么喝汤对肿瘤的康复有帮助吗？

首先，我们要了解什么是滋补汤，它有哪些种类和功效。滋补汤是指用一些具有滋补作用的食材或药材，经过水煎或水煮而制成的汤水，可以补充人体所需的营养素和活性物质。滋补汤有很多种类，根据不同的食材或药材，可分为以下几类：

补气汤：用一些具有补气作用的食材或药材，如人参、黄芪、党参、白术等制成的滋补汤，可以增强体质，改善气虚的症状，如乏力、气促、心悸等。

补血汤：用一些具有补血作用的食材或药材，如当归、大枣、枸杞子、龙眼等制成的滋补汤，可以改善贫血的状况，如面色苍白、头晕目眩等。

补阴汤：用一些具有补阴作用的食材或药材，如玉竹、麦冬、沙参、百合等制成的滋补汤，可以滋润干燥，缓解阴虚的表现，如口干舌燥、潮热盗汗等。

补阳汤：用一些具有补阳作用的食材或药材，如羊肉、鹿茸、肉桂等制成的滋补汤，可以温暖身体，驱散寒邪，改善阳虚的现象，如畏寒怕冷、痛经、面色苍白等。

补脾胃汤：用一些具有健脾和胃作用的食材或药材，如山药、莲子、芡实、山楂等制成的滋补汤，可以促进消化，增加食欲，调节脾胃的功能，如腹胀、食少、便溏等。

其次，子宫癌患者身体处于气血虚弱和阴阳失衡的状态时，需要适当地喝一些滋补汤来调理身体，提高免疫力。但是，并不是所有的滋补汤都适合，有些滋补汤可能会对患者的身体造成不良影响。因此，患者在喝滋补汤之前，应遵循以下几个原则和注意事项：

避免喝含有丰富雌激素的食物、大热大补的营养品。这些食物可能会刺激肿瘤的生长或增加出血的风险。例如，含有丰富雌激素的食物有雪蛤、蜂王浆等；大热大补的营养品有人参、鹿茸、附子等。

避免喝含有高嘌呤、高脂肪、高盐分的滋补汤。这些成分可能会导致高尿酸血症、高血压、高血脂等并发症，对患者的健康造成严重影响。例如，含有高嘌呤的食物有动物内脏、海鲜、啤酒等；含有高脂肪的食物有肥肉、奶油、奶酪等；含有高盐分的食物有咸菜、火腿、酱油等。

选择清淡、易消化、富含蛋白质和维生素的滋补汤。这些食物可以补充营养、增强免疫力、促进食欲、缓解症状。例如，清淡易消化的食物有米粥、面条、豆浆、豆腐、鸡蛋等；富含蛋白质和维生素的食物有海藻类食物、蔬果、五谷杂粮、瘦肉等。

最后，笔者建议患者喝滋补汤之前咨询医生或营养师的意见，根据自己的体质和病情，选择适合自己的滋补汤，适量饮用。过多或过少都不利于疾病的康复。

雌激素，别乱用

雌激素是促进雌性动物第二性征发育及性器官成熟的物质，由雌性动物卵巢和胎盘分泌产生。雌激素具有广泛而重要的生理作用，不仅可以促进和维持女性生殖器官和第二性征的生理作用，对内分泌、心血管、代谢系统、骨骼的生产和成熟、皮肤等均有明显影响。如围绝经期综合征，乳房胀痛及退乳，卵巢功能不全和闭经等疾病都可以运用雌激素来治疗。

虽然雌激素运用广泛，疗效确切，但在治疗子宫癌的过程中却要谨慎使用。这是由于多种子宫癌症都是激素依赖性肿瘤。也就是说一些子宫癌症的发生和发展与其雌激素水平过高有关。近年来大量研究资料表明，乳腺癌、卵巢癌、子宫内膜癌等均属激素依赖性肿瘤，患病期间接触雌激素或者其类似物会导致肿瘤的增生或者恶化。

南京有位患者，29 岁，皮肤看起来特别光嫩细滑，还没结婚，却患了子宫癌。她是做服装生意的，稍微有点儿钱，听说雪蛤美容，就每年进补半斤（250 克）雪蛤，都补了近 10 年。何裕民教授说："你为什么会生这个妇科病，我给你找着原因了，就是每年半斤雪蛤。如今生活条件改善了，我们身体所需的营养已经足够。你再吃这种东西，皮肤是变好了，但因为雌激素水平高，新的问题又来了，就是受雌激素控制的妇科器官出问题了。"

其实，雪蛤主要富含雌激素，雌激素能促使女性的皮肤变得娇嫩，但也刺激乳腺、卵巢、子宫等妇科器官的细胞，促使它们极度增生。因此，雌激素是一把双刃剑。其实，在我们常见的补品中，类似的含有激素的东西真不少。

辛辣食物（辣椒、胡椒粉、咖喱）可以吃吗

肿瘤患者可以吃辣椒、胡椒等辛辣食物吗？这种问题经常困扰着肿瘤患者。

由于肿瘤是种消耗性疾病，因此科学安排饮食可以改善肿瘤患者的生活质量，有益于肿瘤的治疗。但狗肉、羊肉、蚕蛹、蟹、螺、辣椒、胡椒等食物容易动风化火生痰。患者食用这些刺激性的食物容易导致机体发热、皮疹，神经-内分泌功能失调，进而可导致机体免疫应激或低下状态，诱发过敏反应、胃肠功能紊乱、食欲减退，甚至导致病情加重。所以，子宫癌患者应尽量少吃辣椒、胡椒等刺激性食物。

那么子宫癌患者在日常生活中该如何保持一个正常的饮食习惯呢？

首先，要养成规律饮食的习惯，保证每天摄入充足的营养，这样可以抑制肿瘤的生长，并且防止人体因为营养不良而产生一系列并发症。其次，坚持清淡、低脂、低油饮食。在日常生活中避免食用辛辣刺激、热性、含有激素、含糖量高的食物或者饮料。再次，尽量少吃或不吃腌制食品，腌制食物中含有较多的亚硝酸盐，在体内会转变成致癌物质亚硝胺。烧烤食品含有的一定量的苯并［a］芘，也是强致癌物。最后，患者

日常生活中一定要戒烟戒酒，适当饮用咖啡，通过科学的饮食方式才可以更有效地预防和治疗子宫癌。

男性也要查 HPV 吗

宫颈癌是当今社会严重危害女性健康的生殖道恶性肿瘤之一，近年来其发病率和死亡率呈逐年上升的趋势。宫颈癌在初期不会出现太明显的症状，所以很多患者自身感觉身体异样却不会去医院就诊，这就导致当患者被查出患有宫颈癌之后一般都处于病变的中期或者晚期，对患者的健康造成严重的伤害，所以说提高大众对宫颈癌的认识，提前预防宫颈癌的发生是很有必要的。

研究发现，在 99％以上的宫颈癌患者的宫颈脱落细胞标本中都可以检测出 HPV 的感染。所以说 HPV 的持续感染在宫颈癌发生、发展过程中起着很重要的作用。

HPV 的传播方式有很多，如性传播、接触传播和母婴传播。其中性传播为主要的传播途径，而且男性常是 HPV 的"搬运工"。世界卫生组织调查显示，70％左右的 HPV 感染均是男性通过性行为接触传播，那么男性需要全面筛查是否感染HPV 吗？

HPV 实际上拥有近 100 多个亚型，但高危型只有 HPV - 16、HPV - 18、HPV - 31、HPV - 33、HPV - 35 等 15 个类型，其中 16 型和 18 型最为危险。然而男性检测 HPV 的精确度很差，并不适合进行筛查。这是由于男女性在检测 HPV 的取样方法上有着很大区别，女性检测 HPV 的方法是刷下宫颈黏膜脱落细胞进行检测，通过这种方式刷下来的细胞较多，更容易检测出 HPV 的存在，所以准确率较高。而男性检测是刷外阴和尿道口来收集细胞，而这些细胞都是成熟的上皮细胞，所以取样时很难取到足够的样本，因此准确率较低，反而假阴性率较高，既然检测报告并没有足够的准确性和可信度，那么全面筛查也就没有这个必要了。

那么什么样的男性有必要去检查 HPV？如性生活较活跃，拥有多个性伴侣或者肛门、生殖器有疣状赘生物，这些男性需要通过实验室检测是否感染 HPV，确定 HPV 具体亚型是否为高危型，继而进行相应的治疗。

既然男性有较高的 HPV 感染风险，是否也需要去接种 HPV 疫苗呢？现在我国 HPV 疫苗数量较为紧缺，而男性在接种 HPV 疫苗后并不能对癌症起明显的预防作用，HPV 疫苗在男性群体中尚未得到普及，所以这更加突显出女性及时接种 HPV 疫苗的重要性。

如何选择 HPV 疫苗

市面上 HPV 疫苗有二价、四价、九价三种类型。不同年龄段的女性应该如何选用适合自己的疫苗类型呢？

从疫苗的适用接种年龄来看，二价 HPV 疫苗的年龄适用范围最广，为 9～45 岁，四价 HPV 疫苗的年龄适用范围是 16～26 岁，九价 HPV 疫苗的年龄适用范围是 16～26 岁。世界卫生组织（WHO）《HPV 疫苗立场文件》和我国《子宫颈癌综合防控指南》中指出，15 岁以下性活跃前的女孩是 HPV

疫苗接种的最佳人群，主要原因是 HPV 疫苗在病毒暴露（发生性行为）之前可以起到最佳的保护效果。2012 年一项调查对象为全国 21 个城市和农村地区人群的数据显示，15～24 岁女性发生初始性行为的平均年龄是 17 岁。2015 年《中国家庭发展报告》显示，我国青少年初次性行为的平均年龄为 15.9 岁。我国《子宫颈癌综合防控指南》将 13～15 岁的女孩作为 HPV 疫苗的重点接种对象。因此，我国青少年女性应尽早接种 HPV 疫苗。

从接种预防宫颈癌的效果上来看，疫苗效果由高到低是九价＞四价＞二价，所以公众更愿意去接种效果最好的九价疫苗。然而我国九价疫苗的产能不足，经常出现供货不足甚至断货的情况，公众在等待九价 HPV 疫苗的过程中，可能会错过最佳接种年龄，导致疫苗无法发挥其疗效。针对这种情况 WHO《HPV 疫苗立场文件》认为，HPV‑16 和 HPV‑18 的持续感染是导致宫颈癌发生的主要类型，而 3 种 HPV 疫苗均可以有效预防持续感染 HPV‑16 和 HPV‑18 这两个亚型后造成的病变，所以公众在接种 HPV 疫苗方面的观点应适当从"想打几价打几价"转变为"预约到几价打几价"。

最新发表的全球消除宫颈癌模型显示：如果没有进一步干预，在 2020—2069 年，将有 4 440 万宫颈癌病例发生；青少年女性 HPV 疫苗覆盖率扩大到 80％～100％，35～45 岁女性中，宫颈癌筛查覆盖率增加到 70％，可有效降低宫颈癌的发病率。因此，全社会各阶层都应该努力去提高 HPV 疫苗覆盖率，从而全面消除宫颈癌给公众带来的危险。

在临床中，子宫癌患者常常会问同样一个问题：子宫癌患者能喝豆浆吗？

豆浆中含有多种有利于预防癌症的物质，包括大豆异黄酮、胰蛋白酶抑制剂、凝集素、植酸和皂苷等，与其他豆制品相比，它们在豆浆中均有较好保存。

大豆及豆浆中含有丰富的植物雌激素，植物雌激素的特点是当人体雌激素水平过低的时候可以发挥类似雌激素的作用，当人体雌激素水平高的时候它发挥拮抗作用。植物雌激素抗氧化作用较强，可抑制子宫颈腺癌与表皮细胞癌的生长，抑制细胞分裂，能有效地阻止癌细胞侵犯或转移。

多项研究表明，作为大豆异黄酮的重要来源，豆浆可有效提高人体内的大豆异黄酮浓度，从而帮助降低患乳腺癌和前列腺癌的风险。除此之外，豆浆及大豆对于宫颈癌、结肠癌、肝癌和皮肤癌等多种癌症也有预防作用。如果每天食用 $100\sim$ 150 克的豆腐，再喝一杯 240 毫升的豆浆，就可以摄取到 $30\sim$ 50 毫克的大豆异黄酮，达到人体健康所需的保护量。

研究发现，豆浆是所有豆制品中胰蛋白酶抑制剂残留量最高的食品。我国测定发现：家制豆浆和市售豆浆中，胰蛋白酶抑制剂的残留活性在 $9\%\sim12\%$，这对于预防癌症具有一定意义。近几年来，体外实验和动物模型研究均证实了胰蛋白酶抑制剂对癌症发生过程的阻断作用及对癌细胞的直接抑杀作用。

因此，建议子宫癌症患者适当进食富含植物雌激素的食物，如豆腐、豆浆、豆干等。

在平时饮用豆浆时，可以每周饮用 3～5 次，每次 300 毫升左右。

子宫癌患者能喝牛奶吗

常常有患者问笔者：牛奶能喝吗？很多人对此很纠结，一方面认为牛奶营养价值高，多喝牛奶可增强抵抗力；但另一方面又恐于一些关于牛奶的负面报道，不知该如何取舍。

目前关于牛乳、乳制品与癌症的关系，美国著名癌症研究专家坎贝尔教授在其权威调查《中国健康调查报告》中提示：动物性膳食（尤其是牛奶）增加了许多常见癌症的发病率，如乳腺癌、胰腺癌、卵巢癌、前列腺癌等。

《英格兰医学杂志》发表了一篇牛奶致女性乳腺癌的研究报告。丹麦的研究人员对 117 000 名妇女的调查发现：牛奶对乳腺癌的促发有很大影响。研究人员认为，近 50 年来全世界乳腺癌发病率的大幅提高，与人们饮食结构中牛奶及乳制品消费增加密切相关。

瑞典卡洛林斯卡研究所对 6 万多名每天饮用 2 杯以上牛奶的妇女展开调查后发现，大量饮用牛奶增加了妇女卵巢癌的发病率。那些每天饮用 4 次以上奶制品的妇女，卵巢癌的发病率比每天喝 2 杯牛奶的妇女高出 1 倍。

虽然牛奶致癌确有一些报道，但不能说明正常人喝牛奶就会致癌。相较于西方国家而言，我们对牛奶及奶制品的摄入总量还是比较少的。中国人能经常喝牛奶也就是近几年的事，而且即使是喝牛奶较多的人，每天喝牛奶的量一般也不会超过2杯。从这一点来讲，中国人因正常喝牛奶导致卵巢癌的可能性较小。

而且有研究指出，牛奶含有共轭亚油酸，牛奶脂肪是其最丰富的来源。动物实验证明，只要在动物饲料中添加 0.5％～1％共轭亚油酸，给动物饲喂或注射强致癌物质之后，这些动物患癌症的比例就会降低。在人体，共轭亚油酸同样有预防和抑制癌细胞的作用。

因此，建议肿瘤患者不要把牛奶作为每天的必需品，可以一周喝 2～3 次，一次 200 毫升左右。

患者主观整体评估（PG-SGA）

表 1　患者主观整体评估（PG-SGA）

第一部分　患者自评部分	
1	体重（工作表 1）
	我现在的体重是 ＿＿＿＿＿＿＿ 千克
	我的身高是 ＿＿＿＿＿＿＿ 米
	1 个月前我的体重是 ＿＿＿＿＿＿＿ 千克
	6 个月前我的体重是 ＿＿＿＿＿＿＿ 千克
	在过去的 2 周内，我的体重：
	下降（1）　　无改变（0）　　增加（0）
	本项计分：＿＿＿＿＿＿＿
2	膳食摄入（饭量）
	与我的正常饮食相比，上个月的饭量：
	无改变（0）　　　大于平常（0）　　　小于平常（1）
	我现在进食：
	普食但少于正常饭量（1）
	固体食物很少（2）
	流质食物（3）
	仅食营养添加剂（4）
	各种食物都很少（5）
	本项计分：＿＿＿＿＿＿＿

第一部分　患者自评部分	
3	症状
	最近 2 周我存在以下问题影响我的饭量：
	没有饮食问题（0）
	无食欲，不想吃饭（3）
	恶心（1）　　　　　　　　　呕吐（3）
	便秘（1）　　　　　　　　　腹泻（3）
	口腔疼痛（2）　　　　　　　口腔干燥（1）
	味觉异常或无（1）　　　　　食物气味不好（1）
	吞咽障碍（2）　　　　　　　一会儿就饱了（1）
	疼痛（部位）（3）
	其他（如情绪低落、经济问题或牙齿问题）（1）
	本项计分：
4	身体和活动功能
	上个月我的总体活动情况是：
	正常，无限制（0）
	与平常相比稍差，但尚能正常活动（1）
	多数事情不能胜任，但卧床或坐着的时间不超过 12 小时（2）
	活动很少，一天多数时间卧床或坐着（3）
	卧床不起，很少下床（3）
	本项计分：
第二部分　医务人员评估部分	
5	疾病和年龄（工作表 2）
	所有相关诊断（详细说明）：
	原发疾病分期：Ⅰ　Ⅱ　Ⅲ　Ⅳ　其他
	年龄：_____
	本项计分：
6	代谢应激状态（工作表 3）
	无应激　轻度应激　中度应激　高度应激
	本项计分：
7	体格检查（工作表 4）
	本项计分：

1 个月内体重丢失	分数	6 个月内体重丢失
10% 或更大	4	20% 或更大
5%～9.9%	3	10%～19.9%
3%～4.9%	2	6%～9.9%
2%～2.9%	1	2%～5.9%
0%～1.9%	0	0%～1.9%

工作表 2　疾病和年龄的评分标准

分类	分数
癌症	1
艾滋病	1
肺性或心脏恶病质	1
压疮、开放性伤口或瘘	1
创伤	1
年龄大于 65 岁	1

工作表 3　代谢应激状态的评分

应激状态	无（0）	轻度（1）	中度（2）	高度（3）
发热	无	37.2～38.3 ℃	38.4～38.8 ℃	>38.8 ℃
发热持续时间	无	<72 小时	72 小时	>72 小时
糖皮质激素用量（泼尼松/天）	无	<10 毫克	10～30 毫克	>30 毫克

工作表 4　体格检查

项目	无消耗：0	轻度消耗：+	中度消耗：++	重度消耗：+++
脂肪				
眼窝脂肪垫	0	+	++	+++
三头肌皮褶厚度	0	+	++	+++
肋下脂肪	0	+	++	+++

续表

项目	无消耗：0	轻度消耗：+	中度消耗：++	重度消耗：+++
肌肉				
颞肌	0	+	+ +	+ + +
肩背部	0	+	+ +	+ + +
胸腹部	0	+	+ +	+ + +
四肢	0	+	+ +	+ + +
体液				
踝部水肿	0	+	+ +	+ + +
骶部水肿	0	+	+ +	+ + +
腹水	0	+	+ +	+ + +
总体消耗的主观评估	0	1	2	3

说明：分别描述脂肪、肌肉及液体3个部分的人体组成。脂肪、肌肉及体液3个部分只需要选择任何一项变化最显著的部分进行测量，取最高分值计算，同项之间不累加评分。

附表 1　PG-SGA 整体评估分级

项目	A 级营养良好	B 级轻度-中度营养不良	C 级重度营养不良
体重	无丢失或近期增加。	1 个月内体重丢失 5%（或 6 个月内体重丢失 10%）或体重不稳定或不增加（如持续丢失）。	1 个月内体重丢失＞5%（或 6 个月内体重丢失＞10%）或体重不稳定或不增加（如持续丢失）。
营养摄入	无不足或近期明显改善。	确切的摄入减少。	严重摄入不足。
营养相关的症状	无或近期明显改善，摄入充分。	存在营养相关的症状。	存在营养相关的症状。
功能	无不足或近期明显改善。	中度功能减退或近期功能恶化。	严重功能减退或近期明显加重。
体格检查	无消耗或慢性消耗，但近期有临床改善。	轻度到中度皮下脂肪和（或）肌肉组织丢失和（或）肌肉张力下降。	明显营养不良体征（如严重的皮下组织消耗、水肿）。

定性评价：营养良好（SGA-A）、轻度-中度营养不良（SGA-B）、重度营养不良（SGA-C）。

定量评价：四项总分相加 = A + B + C + D。

0～1 分：此时不需要干预措施，治疗期间保持常规随诊及评价。

2～3 分：由营养师、护士或临床医师对患者及家属进行教育指导，并针对症状和实验室检查进行恰当的药物干预。

4～9 分：由营养师进行干预，并可根据症状的严重程度，与医师和护士联合进行营养干预。

＞9 分：迫切需要改善症状的治疗措施和恰当的营养支持。